U0235295

感染性骨缺损
外科治疗规范及病例精粹

Principles and Intructive Cases for Surgical
Management of Infected Bone Defects

主　编　谢　肇　罗　飞

编　　者（以姓氏笔画为序）

王舒琳　孙　东　吴宏日　汪小华　沈　杰

张荣峰　陈　灿　罗　飞　喻胜鹏　傅景曙

谢　肇

主编助理　沈　杰　张荣峰　吴宏日

人民卫生出版社

·北　京·

主 编 简 介

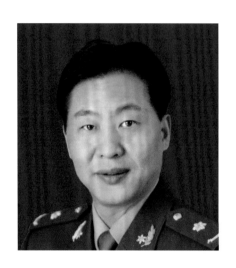

　　谢　肇　外科学博士，博士研究生导师，陆军军医大学第一附属医院（西南医院）骨科主任医师，西南名医。担任 AO Trauma 国际骨科抗感染专家组（Anti-Infection Task Force, AITF）核心成员、中国研究型医院学会骨与关节感染学组组长、美国罗切斯特大学客座教授等学术职务。长期致力于骨感染治疗、大段骨缺损修复的临床及相关基础研究，牵头建立西南地区首家骨感染治疗与研究中心。

　　主持骨感染相关课题 8 项，其中"十三五"重大课题 1 项、军队重点课题 3 项、国家自然科学基金 2 项。以第一作者或通信作者发表论文 80 余篇，其中 SCI 论著 50 篇，单篇最高 IF14.3。主编及参编国内外权威教材《AO Trauma 丛书——Principles of Orthopedic Infection Management》《骨外固定学》《外科学》《膜诱导技术治疗感染性骨缺损手术教程》等，以及国际专家共识 *Fracture-related infection: A consensus on definition from an international expert group*。获国家科学技术进步奖二等奖和军队科学技术进步奖一等奖各 1 项，牵头获省部级科学技术进步奖一等奖 1 项。

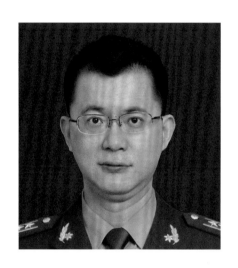

罗　飞　外科学博士，博士研究生导师，陆军军医大学第一附属医院（西南医院）骨科主任，组织工程国家地方联合工程实验室副主任，重庆英才·创新领军人才，担任重庆市预防医学会骨与关节病预防与控制专业委员会主任委员、中国人民解放军医学科学技术委员会骨科专业委员会青年委员、《中华创伤杂志》通信编委等学术职务。主要从事高活性骨修复材料的机制研究和转化科研及脊柱外科相关临床研究，提出"基质募集宿主细胞成骨"新机制和"人造自体骨"概念，并率先将组织工程骨用于节段骨缺损的临床治疗，主持研发的骨髓富集装置及植入材料、生物学椎间融合器、术中切骨装置及头颅-骨盆牵引外固定器等已上市推广。

主持国家级科研项目 4 项，以第一作者或通信作者发表论文 50 余篇，其中 SCI 论著 30 篇，单篇最高 IF25.8，主编专著 2 部，参编专著 8 部，获国家科学技术进步奖二等奖 1 项，军队及省部级科学技术进步奖一等奖 5 项、二等奖 4 项，获发明专利 14 项、实用新型专利 20 余项。

序 一

感染性骨缺损的临床发病率不高（1%~2%），但治疗较为棘手，失败率最高可达33%，部分患者迁延不愈，甚至最终导致截肢。自发现之日起，医学工作者就对感染性骨缺损进行了持续的临床和基础研究，希望能够找到更加有效、完备的治疗方法。

随着经济的发展和科技的进步，医疗设备和药物不断升级，医生的技术和观念不断更新、完善，骨感染以及发展而来的感染性骨缺损的发病率呈下降趋势。经过一代代研究者的不懈努力，感染性骨缺损的治疗理念已发生翻天覆地的变化，治疗效果也与发现之初不可同日而语。但是，由于感染性骨缺损的治疗过程复杂、住院时间长、花费高，一旦发生，仍会给患者造成巨大痛苦，给家庭和社会带来沉重的经济负担，临床医生也不得不承受很大的压力。

多年来，陆军军医大学西南医院针对感染性骨缺损做出了许多开创性的研究工作，取得了良好的治疗效果。谢肇教授和罗飞教授带领团队，总结了他们几十年的治疗经验，并与国内外研究成果相结合，汇编成书、以飨同仁。

本书分两大部分，理论部分主要涵盖感染性骨缺损的基本概念、临床诊断及治疗的基本方法。实践部分由16个典型临床病例的精彩剖析组成，这些病例涉及不同部位及感染类型，凝练了作者们将诊疗原则应用于具体临床病例的实践经验和深刻思考。本书把诊疗原则和临床病例有机结合起来，对读者夯实感染性骨缺损相关理论基础、提升诊治技术水平、积累临床实践经验有重要参考价值。相信对从事临床感染性骨缺损救治的骨科医生而言，将会成为一本实用的案头参考书。

中国工程院院士
中国医学科学院学部委员
中华医学会骨科学分会主任委员
中国医师协会骨科医师分会会长

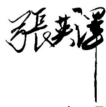

2022 年 4 月

序　二

在任何时代,骨科手术感染对患者和医生都是灾难。尽管外科技术不断进步、更强的抗生素不断问世,但骨感染始终未曾远离骨科医生;战创伤、事故、灾害等导致的严重开放性损伤更是骨感染的重要来源。骨感染的治疗十分棘手,尤其是进展为感染性骨缺损以后更成为了骨科领域的重大难题。

西南医院骨科50余年来一直聚焦感染性骨缺损这一世界难题,包括我的老师李起鸿教授和我本人都在骨外固定、生物活性骨修复材料等方面开展系列科学研究和临床工作。2017年2月,我院主办的首届"西南骨感染、骨缺损国际研讨会"吸引了欧美20余国的骨感染专家及1 000余名国内顶级医院骨科相关专家,AO组织派出包括欧洲骨感染协会主席McNally教授、膜诱导技术创始人Masquelet教授、*Bone & Joint Research*杂志主编Simpson教授等在内的9人专家团参会,会后在AO官网首页盛赞"重庆西南医院骨科引领中国骨感染、骨缺损诊疗潮流"。参会人员之多,讨论交流之热烈,尤其是国内的年轻同行对骨感染相关的问题表现出的浓厚兴趣,至今令人印象深刻。会后遂萌生了编著此书的想法,通过将感染性骨缺损的诊疗理论、理念、技术和临床经验总结成册,并附典型病例对上述理论进行诠释,供年轻医生参考借鉴。

本书的两位主编谢肇教授和罗飞教授都是我的学生,谢肇作为国际骨科抗感染专家组(AITF)核心成员,全部的精力都放在了感染性骨缺损的临床及基础研究中。罗飞作为新一代中青年专家,长期从事骨缺损修复的基础与临床转化研究。他们牵头成立的西南地区骨感染治疗与研究中心成功治愈3 000余例患者,同时将基础研究与临床实践相结合发表百余篇SCI论文,获得了多项国家和省部级的科技成果,在国内外的骨感染领域已经颇具声望。

由他们两人主编的本书具有贴近临床的鲜明特点。编者除了介绍近年来的理论进展,还将丰富的临床实践经验浓缩为16个典型的临床病例,涉及四肢长骨不同部位及不同感染类型,从病史采集、术前评估、术中操作、术后随访等各个方面做出了详细阐述并配以精美的图片,将诊疗原则和临床实践有机结合起来,体现了编者扎实的理论功底和丰富的临床经验,相信每位读者都能从字里行间感受到他们对这份事业的热爱,相信每位骨科医生都能从本书中获益。

中国研究型医院学会脊柱外科专业委员会　副主任委员

中国康复医学会骨与关节康复专业委员会　副主任委员

2022年4月

前　言

感染性骨缺损的治疗过程繁琐而复杂：既要控制骨感染又要修复骨缺损，有时还涉及复杂的软组织重建。治疗过程的环节多，每个环节需运用多种技术手段才能完成，任何环节没达到相应的目标都可能导致整体治疗失败。因此，感染性骨缺损的治疗失败率极高，常常被视为"残障"甚至"截肢"的代名词，成为骨科领域长期未解决的难题。

近年来，感染性骨缺损的治疗取得了长足进展，绝大多数骨感染最终获得控制，并实现节段骨缺损修复和肢体功能康复。这主要得益于以下几个方面：①慢性骨感染的分期治疗策略；②细菌生物膜理论及其指导下的彻底清创理念和技术；③极大加速骨感染控制进程的抗生素骨水泥消灭死腔为代表的局部无菌化技术；④骨外固定技术和肌皮瓣等软组织修复技术；⑤Ilizarov 技术、Masquelet 技术、带血管骨移植等骨重建技术；⑥生物活性骨修复材料的研发与广泛应用。这些理论、理念、技术和材料的进步突破了感染性骨缺损修复的瓶颈问题，使感染性骨缺损不再是"残障""截肢"的代名词，创造了历史性进步。

然而，由于感染性骨缺损的治疗过程往往曲折且漫长，获得安全、有效、快速的成功治疗并非易事，必须回答以下问题：为什么要彻底清创？什么是彻底清创？怎样才能实现彻底清创？如何平衡清创和重建的需求？清创后如何让感染控制状态得以延续？清创后如何维持病灶区域的稳定？如何选择骨缺损修复技术？如何获得充足高效的骨修复材料？如何选择软组织修复技术？……遗憾的是，现阶段很少有文献针对这些问题进行系统、深入的探讨。目前感染性骨缺损的治疗主要取决于接诊医生的专业知识和实践经验。缺乏系统性理论指导、全面性专业知识、针对性专业技术和权威性临床实践总结成为制约感染性骨缺损诊疗水平的关键原因。鉴于此，我们组织专家团队编写本书。尝试性对上述问题进行深入探讨，并通过 16 个典型病例的临床实践经验从不同角度加以诠释，以期为更多临床骨科医生提供借鉴资料。

本书前半部分从临床实践角度出发阐述基本理论，内容上涵盖感染性骨缺损的基本概念、临床诊断、骨感染控制基本原理、术前评估与计划、外科治疗方法。本书非常重视实用性，根据医生的临床治疗需求，详尽阐述了骨感染难以控制、复发的基本原因，重点介绍了彻底清创、局部稳定、死腔处理、软组织覆盖、充分引流等治疗措施及其具体针对性，同时介绍了统筹实施这些措施和建立多学科团队协作的方法和重要性。

本书后半部分提供了 16 个感染性骨缺损的典型病例，每个病例均配有详细的图片和文字介绍，在病变部位、病情程度、诊断要点、治疗方式选择、复杂情况的应对策略等方面均具有各自的特点。其中不仅有我们成功案例的治疗经验,也有失败病例的教训总结。读者不仅可以从本书的基本理论中受益,而且还能从典型案例中提升认知水平。

可以说,本书是陆军军医大学第一附属医院(西南医院)骨科三代人在骨缺损和骨感染方面的研究工作总结,尤其是对近二十年我科诊疗的 3 000 余例骨感染和骨缺损病例的临床工作总结。希望通过编著本书推广我院在感染性骨缺损诊疗方面的理论、理念和临床经验,帮助广大临床医生造福更多患者,提升我国感染性骨缺损的救治水平。

由于编者能力水平有限,虽竭尽全力,编撰中难免会存在一定不足和缺陷,望广大读者提出宝贵意见和建议。

陆军军医大学第一附属医院(西南医院)

2022 年 4 月

目 录

经典病例篇

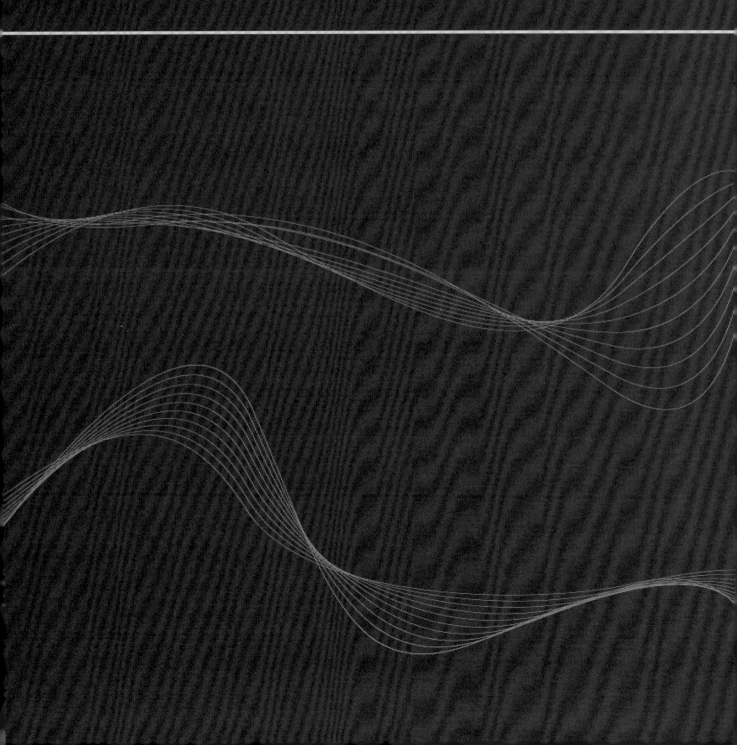

基础知识篇

第一章 概述

一、定义

感染性骨缺损是指伴有感染的或在骨感染治疗过程中产生的、需要外科干预的骨质缺损。顾名思义,感染性骨缺损与感染密切相关。在临床工作中,感染性骨缺损属于骨感染、骨髓炎等概念的范畴,只是处于不同的疾病发展阶段。因此,诸多情况下三者名称常被通用。

二、流行病学

感染性骨缺损与骨感染密切相关,其流行病学与骨感染基本一致。患病率和发病率受到年龄、地理位置、社会经济地位和并发症的影响。美国 2015 年报道的发病率为每年新增 21.8/10 万。在创伤性患者中,国内报道骨科手术患者的感染率为 2.3%~7.58% 不等,国外报道最高可高达 30%。

美国一项基于人群的调查表明,从 1969 年至 2009 年骨髓炎的总体年发病率为 21.8/10 万,男性的发病率高于女性,并且随着年龄的增长而增加。在这期间,每年患病率从最初的 11.4//10 万,逐渐增加到 2000—2009 年的每年 24.4/10 万。该发病率在儿童和中青年人群中相对稳定,但在 60 岁以上的人群中几乎增加了两倍,部分原因与该人群糖尿病相关的骨髓炎增加有关。其中 44% 的病例涉及金黄色葡萄球菌感染。

除细菌的影响外,宿主因素对骨感染发生同样起着重要作用。陆军军医大学西南医院骨科一项503 例骨髓炎患者的单中心回顾性分析中,男 416 例(82.7%),女 87 例(17.2%),2 型糖尿病或其他全身不良因素 41 例(8.1%),静脉曲张或其他局部不良因素 15 例(3%),吸烟史 169 例(33.6%)。按 Waldvogel 分型,403 例(80.1%)为创伤后骨髓炎,90 例(17.9%)为血源性骨髓炎,10 例(2%)为皮肤相邻病变感染骨髓炎。另外,403 例创伤后骨髓炎中,244 例(60.5%)因开放性骨折感染所致,148 例(36.7%)为闭合性骨折术后感染,11 例未知。按 Cierny-Mader 分类法对 496 例感染进行分类,Ⅰ 型 67例(13.5%),Ⅱ 型 56 例(11.3%),Ⅲ 型 129 例(26.0%),Ⅳ 型 244 例(49.2%)。

三、微生物学

许多细菌和真菌都可以导致骨感染,但在不同的患病人群中,骨感染的致病菌也存在差异。在成年人中,金黄色葡萄球菌是最常见病原菌,其他包括肠球菌、链球菌、铜绿假单胞菌、厌氧菌等(表 1-1)。骨感染标本中分离的凝固酶阴性葡萄球菌和金黄色葡萄球菌感染率可超过 50%。儿童多是血源性感染,常见于股骨和胫骨干骺端,金黄色葡萄球菌同样是其主要病原菌,占儿童骨髓炎病例的 70%~90%,

其他病原菌包括化脓性链球菌、肺炎球菌、革兰氏阴性杆菌、厌氧菌。在伴有糖尿病足或感觉神经疾病等基础疾病的特殊患者中,金黄色葡萄球菌感染同样占多数。可能的原因是金黄色葡萄球菌广泛定植于正常人体皮肤、黏膜表面,这直接导致很多常见感染疾病均可来源于此,如器官脓肿、心内膜炎、骨髓炎、肺炎、感染性休克等。

表 1-1　骨折相关性感染中最常见的病原菌

病原菌	确诊率
金黄色葡萄球菌	30%~42%
凝固酶阴性的葡萄球菌	20%~39%
肠杆菌	14%~27%
厌氧菌	16%
链球菌	11%

凝固酶阴性葡萄球菌是骨科感染中第二大类致病菌,包括表皮葡萄球菌、溶血葡萄球菌、头状葡萄球菌等。与金黄色葡萄球菌比较,凝固酶阴性葡萄球菌毒力相对更弱,在多数情况下不会导致严重的系统性感染,所以此类病原菌感染通常表现为亚急性或慢性,缺少典型的急性感染症状。即使这样,感染同样会干扰骨折修复过程或者容易反复发作。值得注意的是,许多感染性骨缺损患者当中,多重细菌感染非常多见。另外,由于抗生素的使用或者细菌生长代谢的改变,临床多次细菌培养可能表现为阴性。

四、发病机制

感染性骨缺损大多由手术或创伤引发的骨感染导致。创伤类型或严重程度与骨感染发病率密切相关。例如,开放性骨折意味着骨折端与外界相通,因此骨质会受到污染。同时创伤越严重,感染发生的概率越高。此外,创伤或手术伴随的软组织损伤和内植物存在进一步降低宿主的免疫防御能力,从而增加细菌定植的机会和感染的发生率。

其中,植入物等钝性材料提供一种无血管基质,使得浮游细菌可以强烈黏附其上。例如,植入物包裹的宿主蛋白,包括纤维连接蛋白和层粘连蛋白,均有利于细菌黏附。细菌黏附后,随着微生物增殖,它们产生由胞外多糖组成的生物被膜,构成复杂的受保护的生态菌落。在生物被膜内,病原菌可下调自身代谢水平形成休眠菌,以增强适应性和耐药性。快速形成生物被膜是许多病原菌在骨科内植物相关感染中的重要发病机制。以金黄色葡萄球菌和表皮葡萄球菌感染为例,细菌在 24~48 小时内就能形成成熟的生物被膜以增加药物抗性,而不形成生物被膜的病原菌在临床上非常少见。

除此之外,与宿主细胞长期对抗和适应的环境中,金黄色葡萄球菌和表皮葡萄球菌都筛选出一套复杂的毒力因子调节机制,以辅助向宿主细胞内侵袭,参与干扰宿主免疫反应和增加对抗生素的抵抗。

生物被膜细菌和侵袭入宿主细胞,不仅逃避宿主的免疫防御,还能抵抗抗生素发挥作用。这是单纯应用抗生素不能治愈骨感染的重要原因。另外,持续感染、骨端固定不稳定、骨内膜供血障碍等因素均可影响骨愈合,导致骨不连、骨缺损。严重炎症还可导致血管闭塞,继发骨质缺血坏死,而死骨又为细菌生长提供良好的基质。缺血梗死边缘的反应性充血将引发破骨细胞过度激活,导致骨质破坏增多。同时,成骨细胞活动旺盛,在骨膜附着区形成新骨包鞘。脓肿最早可在感染 48 小时内形成,脓液可经过新骨包鞘上的小孔扩散至周围软组织。若出现死骨或硬化新骨包鞘,则表明感染至少已持续1 个月。

五、分类

目前有关感染性骨缺损的分类还缺乏公认标准。针对感染性骨缺损中的骨感染分类有助于指导治疗,目前临床上常用的分类有以下 3 种:

Waldvogel 分类:根据骨感染的发病机制分为血源性骨髓炎、邻近组织感染导致的骨髓炎和开放骨折、血供损害等因素导致的骨髓炎。Waldvogel 分型没有对不同人群以及病灶波及范围进行区分。

Willenegger 和 Roth 分类:根据骨感染的持续时间分为急性和慢性骨髓炎。前者通常是最近发生且全身炎症反应较重,后者则持续时间较长且全身症状较小。但急性和慢性骨髓炎之间却没有统一公认的时限。Willenegger 和 Roth 根据感染发生时间将骨折相关性感染具体分为三类:早期感染(≤2 周),延迟感染(3~10 周),晚期感染(>10 周)。但这种时间依赖性分类不能准确和全面描述感染的严重程度,对治疗方案指导有限。

Cierny-Mader 分类:根据骨骼受累范围、宿主全身或局部健康状况,对骨髓炎进行细致分型。Cierny-Mader 根据骨组织破坏解剖特点和程度分为 I 型(髓内型)、II 型(表浅型)、III 型(局限型)和 IV 型(弥散型)4 种。同时依据宿主条件分 A、B、C 3 类:A 类宿主指身体功能健康的患者;B 类宿主指存在并发症且影响患者对应激、外伤、感染所致损害的反应能力的患者;C 类宿主指采取根治性治疗的风险超过所能获得的预期效果(表 1-2)。Cierny-Mader 分型是最早关于骨髓炎外科治疗的分类指南,且在当前临床应用中较为广泛。然而,其对损伤软组织的评价似乎不够详细,这或许是其存在的不足。

表 1-2 骨髓炎 Cierny-Mader 生理分类

患者类型	危险因素
A	健康的生理功能及肢体
B(系统危险因素)	糖尿病,多器官损害,吸烟,吸毒,免疫缺陷,营养不良,高龄,恶性肿瘤,血管性疾病,多发创伤
B(局部危险因素)	之前创伤,烧伤,之前手术,局部血管病,局部蜂窝织炎,瘢痕,局部淋巴水肿
B(系统/局部危险因素)	同时合并全身及局部危险因素
C	多种无可纠正的并发症,不能耐受外科大范围切除,预期临床治疗效果比当前状态更差

对于骨缺损的分类,根据形态可分为腔隙性骨缺损和节段性骨缺损。为更有利于指导临床治疗,有文献将其分为部分或非节段骨缺损,以及临界尺寸骨缺损(critical-size bone defects)。后者虽无统一标准,当前较广泛接受的定义是传统骨松质移植后无法正常愈合的骨缺损,具体指超过受累骨直径 2~2.5 倍长度的节段性骨缺损。该类骨缺损通常需要借助一定骨重建技术加以干预。值得注意的是,骨缺损具体修复方案的选择还会受到解剖位置和周围软组织状态的影响。

参 考 文 献

[1] KREMERS H M, NWOJO M E, RANSOM J E, et al. Trends in the epidemiology of osteomyelitis: a population-based study, 1969 to 2009 [J]. The Journal of bone and joint surgery American volume, 2015, 97(10): 837-885.

[2] LI J, ZHU Y, ZHAO K, et al. Incidence and risks for surgical site infection after closed tibial plateau

fractures in adults treated by open reduction and internal fixation：a prospective study［J］. Journal of orthopaedic surgery and research，2020，15（1）：349.

［3］LIU X，DONG Z，LI J，FENG Y，et al. Factors affecting the incidence of surgical site infection after geriatric hip fracture surgery：a retrospective multicenter study［J］. Journal of orthopaedic surgery and research，2019，14（1）：382.

［4］MASTERS E A，TROMBETTA R P，BENTLEY K，et al. Evolving concepts in bone infection：redefining "biofilm"，"acute vs. chronic osteomyelitis"，"the immune proteome" and "local antibiotic therapy"［J］. Bone Research，2019，7（3）：225-242.

［5］WANG X，YU S，SUN D，et al. Current data on extremities chronic osteomyelitis in southwest China：epidemiology，microbiology and therapeutic consequences［J］.Scientific reports，2017，7（1）：16251.

［6］HATZENBUEHLER J，PULLING T J. Diagnosis and management of osteomyelitis［J］. American family physician，2011，84（9）：1027-1033.

［7］HERRMANN M，VAUDAUX P E，PITTET D，et al. Fibronectin，fibrinogen，and laminin act as mediators of adherence of clinical staphylococcal isolates to foreign material［J］. The Journal of infectious diseases，1988，158（4）：693-701.

［8］LEW D P，WALDVOGEL F A. Osteomyelitis［J］. The Lancet，2004，364（9431）：369-379.

［9］WILLENEGGER H，ROTH B.［Treatment tactics and late results in early infection following osteosynthesis］［J］. Unfallchirurgie，1986，12（5）：241-246.

［10］CIERNY G，3RD，MADER J T，PENNINCK J J. A clinical staging system for adult osteomyelitis［J］. Clinical orthopaedics and related research，2003，9（414）：7-24.

［11］TIEMANN A H，SCHMIDT H G，BRAUNSCHWEIG R，et al.Strategies for the analysis of osteitic bone defects at the diaphysis of long bones［J］. Strategies in trauma and limb reconstruction，2009，4（1）：13-18.

［12］AURÉGAN JC，BÉGUÉ T. Induced membrane for treatment of critical sized bone defect：a review of experimental and clinical experiences［J］. International orthopaedics，2014，38（9）：1971-1978.

第二章　感染性骨缺损诊断

感染性骨缺损的诊断,需要综合病史、临床表现、实验室检查、病理学检查及影像学表现等多方面证据。

一、临床表现

临床表现兼具骨感染和骨缺损基本特征。这取决于感染持续时间、微生物种类、解剖部位、骨折创伤类型,以及已进行的手术类型。尤其是不同感染持续时间患者的临床表现存在较大差异。

(一)早期感染

早期感染通常是在骨折固定后 2 周内表现出来的急性感染,一般由高毒力的病原体(如金黄色葡萄球菌、A 族链球菌、革兰氏阴性杆菌)引起。患者通常主诉为骨折术后术区疼痛,发热也很常见。伤口表现为发红、发热、肿胀、伤口渗液或流脓。其中,长时间的伤口渗液、伤口边缘坏死、血肿不仅是感染的危险因素,也是疑似感染的征象。出现上述情况时,临床医生应谨慎乐观诊断为"伤口浅表感染",要积极考虑和排查深部感染的可能。

(二)延迟感染

延迟感染通常发生在术后 2~10 周。延迟感染发生的原因是:①感染细菌的毒性较低;②先前没有明确诊断下经验应用抗菌药物治疗;③对非特异性症状的错误理解。凝固酶阴性球菌是这类感染的典型病原菌,存在窦道时则多为混合微生物感染。主要症状是疼痛,偶有低热。

(三)晚期感染

晚期感染(>10 周)包括两种类型。其中,大多数晚期感染是在围手术期内获得。这些感染可表现为持续的感染症状,或由于之前治疗不充分而导致的症状复发加重。典型临床特征是疼痛和伤口愈合障碍。另一种晚期感染是通过血源播种获得,典型特征是术后平静一段时间后的突然症状发作,大部分伴有疼痛和肿胀。感染一般通过无症状的菌血症造成,偶尔可以发现皮肤和软组织的原发病灶。

二、实验室检查

（一）血液学检查

在急性骨感染中，几乎所有患者的红细胞沉降率（erythrocyte sedimentation rate，ESR）和C反应蛋白（C reactive protein，CRP）均升高，白细胞（white blood cell，WBC）计数也会增加。这些炎症指标综合反映全身炎症反应的严重程度。

在慢性感染患者中，WBC计数通常正常，65%的患者ESR和CRP水平升高，也有部分患者在治疗前CRP正常。在延迟骨愈合或骨不连患者中，实验室检验可能有助于排除感染，因为前者通常不伴有CRP或WBC升高。

对于出现寒战、发热急性症状的患者，有必要及时进行血液培养，早期确定病原体以明确诊断和指导治疗。

（二）微生物学检查

手术探查和微生物取样是诊断的基石。更重要的是，明确感染微生物对抗菌药物选择具有重要指导作用。为增加培养阳性率，建议在标本采集前两周避免使用抗生素。同时避免从开放性表浅伤口处进行拭子或组织取样，因为培养出的细菌很可能是定植菌。这使得临床上区分污染菌还是致病菌变得十分困难。因此，标准样本应该取自植入物附近或核心区域的深层组织，可以在手术或影像引导下经皮穿刺活检获得。推荐术中获取5~6个样本（至少3个）进行微生物培养，合适的标本包括脓液、内植物表面的组织被膜、坏死组织和死骨。另外，尽管该超声裂解法的诊断价值存在争议，如有可能应将移除内植物送往微生物实验室进行超声处理和超声液培养。一般认为，超声能使内植物表面生物膜中的细菌分离出来，并破坏生物膜本身，特别有助于提高使用抗生素预处理后的标本阳性率。

此外，虽然微生物培养被认为是微生物检查的金标准，但分子或基因诊断方法的应用呈增长趋势。在抗生素预处理后或培养阴性的患者中，宏基因测序的病原体检测被证明是一种有价值的补充方法。遗憾的是，它通常不能区分活的或死的细菌，也不能提供关于抗生素敏感性的重要信息。最后，在标本采集时，注意对标本进行编号和解剖定位。不管采集样本的方法如何，重要的是在手术前就应该考虑潜在的致病菌，并与微生物室进行良好合作。例如，厌氧菌一般在死腔、坏死组织和组织血运贫乏部位繁殖。这些潜在细菌需要特殊培养基，并从手术室快速送到微生物室进行培养。

三、影像学检查

X线片是首选的基础检查手段，有助于评估骨愈合或骨不连的大体形态，以及植入物松动、移位、断裂及周围骨丢失等情况。X线片对骨感染的灵敏性为61.6%~77.8%，特异性为69.6%~89.5%。软组织肿胀、骨膜增厚或抬高和局灶性骨量减少，是X线片早期的影像学表现。但这些变化仅在大部分（>50%）骨基质丢失时方才出现，且至少需要2周。X线片的典型特征是骨外膜增厚或死骨的存在。植入物松动可能是机械固定失败导致，但早期植入物松动应怀疑是否存在感染的可能。晚期骨感染病例中，X线特征性表现为骨溶解、髓内出现死骨、形成包鞘等。

超声在评估骨感染方面的作用较小。但它可显示内植物附近的液体聚集，并有助于引导穿刺进行微生物取样。

计算机断层扫描（CT）和磁共振成像（MRI）的诊断价值更大，特别是后者被认为是评估软组织受累的首选方法，并能提供髓内感染的额外信息。Llewellyn 等最近系统评价利用 MRI 准确诊断骨感染的敏感性、特异性分别为 95.6%、80.7%。不足之处在于，MRI 由于金属内植物伪影的存在而降低了影像清晰度。此外，它可能由于局部水肿高信号而高估骨感染的波及范围。CT 则能提供有关骨结构的更详尽信息，并有助于做术前规划，包括评估骨折或骨缺损形式、坏死骨或新骨形成，以及植入物松动、皮质骨反应、骨内瘘等情况。

急性骨感染骨质内环境的病理生理变化往往早于骨质外在形态变化。当 X 线、CT、MRI 无法给予定性诊断时，利用放射性药物可视化和追踪的核素显像可用于辅助诊断。然而，由于骨感染核素扫描中局灶充血和骨代谢增加的阳性病理变化与骨折愈合相似，单一使用该检查往往很难区分是骨感染或单纯骨创伤。因此，核素显像虽然在骨感染诊断中的敏感性高，但特异性较差，而单一使用该检查的临床意义不大。Govaert 等报道利用核素显像结合 CT（SPECT/CT）诊断骨感染的敏感性为 100%，特异性为 89%~97%。其中，PET/CT 虽然被认为能更加敏感和特异的精确定位骨骼肌肉感染，但该技术相对复杂以及高昂的费用限制了它的常规使用。

四、病理学检查

组织病理学检查可进一步明确诊断，特别是有助于判断急性或慢性骨感染。前者通常表现为受累区域的中性粒细胞浸润及病灶周围的微血管肉芽形成。随着定量病理学的发展，研究表明单个高倍视野（400×）下超过 5 个多形核白细胞浸润是急性炎症的有效判断标准。相比较，慢性感染的组织学特征通常表现为骨髓被纤维化、反应性新骨形成、血管增生及淋巴细胞、浆细胞聚集。术中应留取包含皮肤窦道、炎性软组织、死骨在内的至少 3 个样本进行病理学检查，尤其注意排除局部因多年炎症侵犯而造成癌变的可能。

五、诊断标准

有关感染性骨缺损或骨感染的诊断，既往文献中尚无统一标准。2018 年，《中华骨科杂志》首次发表了 AO 国际抗感染学组关于《骨折相关性感染定义的共识》。该共识分别给出了骨折相关性感染的确定性诊断和提示性诊断两套标准（表 2-1）。其中，单一满足确定性诊断标准即可判断为骨折相关性感染，而一条及多条提示性诊断只能提示或可疑感染。

表 2-1　骨折相关性感染的诊断标准

确定性诊断标准	提示性诊断标准
窦道	局部或系统性感染征象
术后伤口裂开暴露骨组织或者内植物	红细胞沉降率和 C 反应蛋白增高
伤口脓性分泌物或术中发现深部脓液	放射学检查提示感染
两份深部组织微生物培养确定为同一病原菌	深部组织培养发现单一病原菌
病理组织检查经特异性染色发现细菌或真菌	新发现邻近关节积液

参 考 文 献

［1］HOTCHEN A J, MCNALLY M A, SENDI P. The Classification of Long Bone Osteomyelitis: A Systemic Review of the Literature［J］. Journal of bone and joint infection, 2017, 2（4）: 167-174.

［2］WATAL P, FERGUSON P J, AGARWAL A, et al. Bone and Joint Infections in Children: Acute Hematogenous Osteomyelitis［J］. Pediatric radiology, 2016, 83（8）: 817-824.

［3］HARRIS J C, CAESAR D H, DAVISON C, et al. How useful are laboratory investigations in the emergency department evaluation of possible osteomyelitis?［J］. Emergency medicine Australasia: EMA, 2011, 23（3）: 317-330.

［4］PERRY C R, PEARSON R L, MILLER G A. Accuracy of cultures of material from swabbing of the superficial aspect of the wound and needle biopsy in the preoperative assessment of osteomyelitis［J］. The Journal of bone and joint surgery American volume, 1991, 73（5）: 745-749.

［5］MASTERS E A, TROMBETTA R P, BENTLEY K, et al. Evolving concepts in bone infection: redefining "biofilm", "acute vs. chronic osteomyelitis", "the immune proteome" and "local antibiotic therapy"［J］. Bone Research, 2019, 7（3）: 18.

［6］WANG C, HUANG Z, LI W, et al. Can metagenomic next-generation sequencing identify the pathogens responsible for culture-negative prosthetic joint infection?［J］. Biomaterials science, 2020, 20（1）: 253.

［7］LLEWELLYN A, JONES-DIETTE J, KRAFT J, et al. Imaging tests for the detection of osteomyelitis: a systematic review［J］. Expert review of anti-infective therapy, 2019, 23（61）: 1-128.

［8］GOVAERT G A, FF I J, MCNALLY M, et al. Accuracy of diagnostic imaging modalities for peripheral post-traumatic osteomyelitis-a systematic review of the recent literature［J］. European journal of nuclear medicine and molecular imaging, 2017, 44（8）: 1393-1407.

［9］MORGENSTERN M, ATHANASOU N A, FERGUSON J Y, et al. The value of quantitative histology in the diagnosis of fracture-related infection［J］. The bone & joint journal, 2018, 100-b（7）: 966-972.

［10］METSEMAKERS W J, MORGENSTERN M, MCNALLY M A, et al. Fracture-related infection: A consensus on definition from an international expert group［J］. Injury, 2018, 49（3）: 505-510.

第三章 骨感染控制基本原理

感染性骨缺损的治疗存在两大难题:感染控制和骨缺损修复。随着 Masquelet 技术、Ilizarov 骨搬移技术、带血供骨移植技术等系列骨重建技术的广泛应用、日臻完善,骨缺损修复这一难题已得到较好解决。相比较,骨感染控制这一难题的解决却不尽如人意。尽管近年来对骨感染难以控制的本质有了更加深入的认识,系列新技术也相继应用于临床,但依然存在感染复发率高、骨感染控制过程曲折漫长且充满不确定性等问题。这些问题的存在严重制约了感染性骨缺损整体救治水平的进一步提高。因此,本章重点对骨感染难以控制的原因,以及针对这些原因采取的策略与措施展开讨论。

一、骨感染形成的基本要素

致病菌(种类、数量、毒力)、人体免疫力(抗体、免疫细胞)及局部环境(坏死骨及软组织、异物、死腔、积液、局部不稳定、软组织缺损等因素)是骨感染形成的 3 个基本要素。致病菌在局部引起的炎症反应,是细菌侵袭、破坏人体组织和人体免疫力清除细菌、修复组织过程的临床表现。致病菌一般以浮游细菌和生物膜细菌两种形式存在。浮游细菌达到一定数量,引起局部以微血管扩张、通透性增加、中性粒细胞渗出等为代表的血管、细胞事件即急性炎症。炎症严重程度与细菌数量多少、毒力强弱有关。环境中存在坏死组织、异物时局部免疫力低下,感染阈值会极大地降低。正常情况下不能致病的细菌也有可能形成感染。生物膜细菌多存在于坏死组织(骨、软组织)、异物及死腔。由于局部缺乏血供,人体免疫力、抗生素往往难以到达生物膜细菌所在部位;又由于生物膜细菌受到生物膜保护的同时,自身代谢也几乎处于静止状态,人体免疫力、抗生素即使到达也难以杀灭生物膜细菌。当生物膜细菌增殖到一定程度会释放少量的浮游细菌,引起不同程度的急性炎症反应。生物膜细菌的存在是骨感染经久不愈、反复发作的根本原因,局部环境中坏死组织、异物和死腔的存在是生物膜细菌赖以形成和生存的物质基础。因此,要控制感染就必须做到:①改善全身和局部免疫力;②清除生物膜细菌;③消除有利于感染形成并持续存在的环境因素。其中消除环境因素第一重要,既清除了细菌赖以生存的物质基础,同时清除了生物膜细菌,极大减少了浮游细菌数量。

二、慢性骨感染形成的常见原因

当免疫力/抗生素不足以清除急性感染的致病菌时即形成慢性感染,导致感染经久不愈、反复发作。多表现为以下几种情况:①组织血供正常,免疫力能够发挥正常作用但不足以彻底清除致病菌时,是应用敏感抗生素辅助免疫力杀灭致病菌、控制感染的最佳适应证。因此,在急性血源性骨髓炎早期

（死骨、死腔形成之前）全身应用敏感抗生素具有显著疗效。如果没有及时恰当的抗生素应用则感染极易慢性化。②组织血供正常,免疫力能够发挥正常作用,但由于致病菌数量多,应用敏感抗生素也难以控制感染(接种效应:指抗菌过程中随着微生物计数增加,抗生素效应下降)。这是清创、引流(减少致病菌负荷)结合敏感抗生素应用控制感染的最佳适应证。当单纯应用抗生素治疗急性血源性骨髓炎疗效不佳时辅以简单清创、引流,往往疗效显著。③组织血供差,随血供而来的免疫力或抗生素难以清除致病菌,这时则需要在清除活力较差组织的基础上应用敏感抗生素。④当致病菌以生物膜细菌形式依附于坏死软组织、骨组织及异物时,免疫力或抗生素难以到达生物膜细菌所在部位发挥杀灭作用。又由于细菌受到生物膜保护及自身代谢水平低,即使局部应用高浓度敏感抗生素,对生物膜细菌也难以发挥作用。彻底清除生物膜细菌及其赖以形成、生存的物质基础,如坏死组织、异物控制骨感染、避免反复发作的必要手段。⑤感染部位死腔的存在也是感染慢性化的重要因素。死腔局部 pH 值低、缺氧,存在于死腔的致病菌极易形成生物膜细菌,血供难以到达死腔的区域,因此免疫力、抗生素难以杀灭死腔内的细菌。⑥当骨感染局部存在机械不稳定,既容易形成死腔也难以建立正常血供,免疫力或抗生素难以到达细菌所在部位,不利于感染的控制。⑦当感染病灶局部缺乏软组织覆盖时,缺乏物理屏障、免疫屏障,外界细菌容易侵入;同时,由于软组织缺损区域缺乏血供,免疫力与抗生素不能清除局部致病细菌。值得注意的是,以上导致骨感染难以控制、经久不愈、反复发作的因素常同时存在。因此,在治疗骨感染时应兼顾以上各种因素的消除。

三、骨感染控制的针对性措施

人体免疫力(抗体、免疫细胞)是控制感染的基础。控制骨感染的各项措施均围绕着改善全身和局部免疫力,使免疫力能够到达致病菌所在部位、对致病菌发挥清除作用这一目标展开。敏感抗生素是辅助人体免疫力杀灭细菌的重要措施,在骨感染控制中具有重要作用。控制血糖、改善营养状况、戒烟等是提高全身免疫力的重要措施,在此不再赘述。

血供(人体免疫力、抗生素)难以到达细菌所在部位是骨感染难以控制的根本原因。感染病灶往往存在大量坏死组织、异物,血供难以到达附着坏死组织、异物的细菌所在部位,且局部免疫细胞功能低下;在这种环境下控制感染几乎不可能。因此彻底清除病灶局部坏死组织、异物,是血供能够充分到达细菌所在部位的首要措施。彻底清创后病灶局部往往遗留死腔,血供难以到达死腔内残余细菌所在部位;又由于死腔局部 pH 值低、缺氧,致病菌极易形成生物膜细菌,常导致经久不愈、反复发作。因此,消灭死腔是血供能够到达残余细菌所在部位的重要辅助措施。清创后遗留的软组织缺损区域是血供盲区,肌瓣(肌皮瓣)覆盖软组织缺损区域也是有利于血供到达细菌所在部位的重要措施。清创后病灶局部的机械不稳定不利于正常血供重建,局部稳定措施有利于血供重建,从而有利于血供到达细菌所在部位。在彻底清创基础上采取的消灭死腔、局部稳定、良好的软组织覆盖等措施,解决了血供难以到达残余细菌所在部位这一难题。局部持续引流的应用有助于避免积血、积液形成潜在死腔,也有利于血供到达细菌所在部位。

血供能够到达细菌所在部位,免疫力、抗生素难以充分发挥杀菌作用是骨感染难以控制的另一重要原因。以生物膜细菌形式存在的致病菌则是骨感染经久不愈、反复发作的根本原因。生物膜细菌自身代谢水平低且受到生物膜保护,血供即使到达也难以杀灭生物膜细菌。因此,控制感染必须改变致病菌的存在方式和数量,即清除生物膜细菌、使浮游细菌的数量在感染阈值以下。彻底清除坏死组织、异物、瘢痕是现行的彻底清除生物膜细菌唯一有效手段;在清除生物膜细菌的同时极大减少了浮游细菌的数量,消除了残余浮游细菌形成生物膜细菌的物质基础。尽管免疫力、敏感抗生素对浮游细菌有一定的清除作用,但由于"接种效应"的存在,要充分发挥免疫力、抗生素的杀菌效应,在彻底清创的基础上还应通过充分的冲洗等方法最大限度减少细菌负荷,使病灶浮游细菌的数量在感染阈值以下。清除了生物膜细菌,使残余浮游细菌数量在感染阈值以下,就保障了免疫力、抗生素充分发挥杀菌作用。

尽管随血供而来的人体免疫力、抗生素能够到达细菌所在部位且能够充分发挥其杀菌效应,但残余浮游细菌依然可能会黏附在病灶局部组织,再次形成生物膜细菌,导致感染复发。局部高浓度敏感抗生素库(antibiotic depot)的建立是杀灭残余细菌,抑制生物膜细菌形成的有效手段。研究表明全身和局部联合应用抗生素较全身或局部单独应用更有利于残余细菌的杀灭。

彻底清除病灶局部坏死组织、感染组织、异物及生物膜细菌,保留局部血供正常的组织,改善了局部免疫力、降低了残余浮游细菌负荷,也消除了感染形成(再形成)的物质基础。因此,彻底清创是控制感染的基础性措施。清创后局部不稳定者,需要采取局部稳定措施以利于局部血供的重建、便于护理与康复;消灭死腔、全身及局部敏感抗生素的应用是杀灭残留细菌、抑制生物膜细菌形成的重要无菌化措施;对于清创后局部软组织缺损者,采用恰当的技术予以修复,是实现局部血管化、最终控制骨感染的必要措施。在以上措施的基础上,对局部病灶进行充分有效的引流,避免局部积血积液,既有利于感染的控制也便于护理与康复。

四、骨感染控制理念与策略

彻底清创即彻底清除坏死组织、异物、生物膜细菌,使浮游细菌数量在感染阈值以下,是彻底控制感染的基础措施。彻底清创的标准:①彻底清创后保留的组织具有正常血供;②残余细菌以浮游细菌的形式存在;③残余浮游细菌的数量在感染阈值以下。彻底清创后伤口能够一期愈合是残余浮游细菌数量在感染阈值以下的标准。

骨感染治疗必须牢记:没有彻底清创而试图通过简单清创结合全身和局部抗生素应用来控制骨感染几乎是徒劳的。仅仅进行了彻底清创而不采取杀灭残余细菌的措施是不充分的。骨感染病灶即使进行了彻底清创,仍会有残存细菌以浮游形式存在;如果不采取针对性措施,残存浮游细菌仍有再次形成感染的可能。其中,局部稳定、消灭死腔、有效覆盖、局部及全身敏感抗生素应用、充分引流等措施均为预防感染的针对性措施。现阶段骨感染治疗的策略是:通过彻底清创将感染病灶转化为污染创面,通过辅助措施将污染创面转化为无菌创面,从而实现骨感染的控制。事实上是将传统抗感染治疗的策略转化为预防感染的策略。必须在彻底清创的基础上,通过局部稳定、消灭死腔、创面覆盖、全身/局部抗生素以及充分引流等系列措施的应用进一步杀灭浮游细菌,从而使污染创面转化为无菌创面,最终实现骨感染的彻底控制。

局部稳定有利于清创术后的护理。在外固定架广泛用于骨感染清创术后的稳定以前,清创术后缺乏理想的稳定方式一直制约着骨感染彻底清创的完成。稳定还有利于局部血供重建,减少局部微动、避免死腔形成;对保障血供(免疫和全身抗生素)充分到达病灶局部极为重要。清创后遗留的死腔及残存的浮游细菌是感染复发的两个重要潜在因素。正常血供不能到达死腔,死腔局部的积血、积液是细菌良好的培养基,可导致浮游细菌快速生长繁殖。再加上死腔局部缺氧、pH值低更易形成生物膜细菌,导致感染复发。消灭死腔能够消除清创后残余病原菌的生存空间,与局部高浓度敏感抗生素结合能够有效杀灭残余浮游细菌。局部应用敏感抗生素是彻底杀灭残余浮游细菌,阻止细菌生物膜形成的有效手段。早在1946年,Stark发现彻底清创后若死腔不予以消灭,感染复发率高达86%。而采用肌瓣填塞死腔后感染复发率降至46%。随后广泛采用庆大霉素珠链充填死腔,既消灭了死腔,又在局部应用了抗生素。20世纪80年代,受假体感染治疗启发,Cierny等采用抗生素骨水泥填塞死腔,避免了肌瓣填塞的副损伤。抗生素骨水泥在骨组织缺损处填塞不但能消灭死腔、增加局部机械强度，还具有提高局部抗生素浓度、杀灭浮游细菌的作用。这一技术的应用使得骨感染治愈率提高到79%~100%。

此外，充分引流的意义和消灭死腔类似，能够防止局部渗出液集聚，有利于感染控制。尽管彻底清创后局部应用骨水泥消灭了死腔，但由于骨感染清创后创面大往往局部渗出较多，不利于感染控制及术后管理。因此，清创术后在一期闭合伤口内放置引流管至关重要。常规术后引流的放置时间是24~48小时，引流量<30ml即可拔出引流管。对于感染性骨缺损患者，尽管术后72小时内为创面渗出的高峰期，由于清创后创面大、渗出多，仅引流72小时显然是不够的。引流管的放置时间应根据具体引流量和方便护理来确定。1982年，Damholt报道55例创伤后骨髓炎患者病灶清除术后采用负压引流，引流管最长放置28天，并未引起逆行感染；2014年，Aytac等采用类似方法治疗67例创伤后骨髓炎患者，引流管最长放置时间为6个月。因此，不必过多担忧骨感染患者因清创术后长期放置引流管而可能导致逆行感染。对软组织缺损区域进行有效覆盖可实现局部血管化，消除因软组织缺损造成的免疫盲区，有利于增强局部免疫力、提高局部抗菌药物浓度。

总之，彻底清创后需要局部稳定、消灭死腔、充分引流、有效覆盖、全身和局部敏感抗生素应用等多项措施的联合实施，才能实现骨感染的控制。其中，每项措施均具有针对性、不可或缺。目前骨感染难以控制、容易复发主要由于以下原因造成：①对彻底清创的基础作用认识不足，认为术后抗生素应用和/或置管冲洗可以弥补清创的不足；②对骨感染治疗中各项措施的针对性作用理解不透，不能进行有效的统筹实施；③对某些复杂病例急于求成。由于骨感染自身的复杂性，以及治疗医生经验、认识、技术的限制，某些病例的成功治疗可能需要多次清创或不同阶段的分期处置才能实现。医生对此要有预见性，并应理解每次清创均为下次手术创造良好的条件，从而逐步实现治愈。

现阶段，医生对骨感染控制基本原理的认识、对自己技术能力的正确评估，以及能否应用所掌握技术针对不同问题（如轻重缓急）采取有效应对策略（如分期处置），已经成为影响骨感染整体救治水平重要因素。

参 考 文 献

[1] WAGNER C, HÄNSCH G M, WENTZENSEN A, et al. Implant-associated post-traumatic osteomyelitis. Bacterial biofilms and the immune defence as protagonists of the local inflammatory process [J]. Der Unfallchirurg, 2006, 109 (9): 761-769.

[2] ZIMMERLI W, SENDI P. Pathogenesis of implant-associated infection: the role of the host [J]. Seminars in immunopathology, 2011, 33 (3): 295-306.

[3] HOGAN A, HEPPERT V G, SUDA A J. Osteomyelitis [J]. Archives of orthopaedic and trauma surgery, 2013, 133 (9): 1183-1196.

[4] MASTERS E A, TROMBETTA R P, BENTLEY K, et al. Evolving concepts in bone infection: redefining "biofilm", "acute vs. chronic osteomyelitis", "the immune proteome" and "local antibiotic therapy" [J]. Bone Research, 2019, 7 (3): 225-242.

[5] COBB L H, MCCABE E M, PRIDDY L B. Therapeutics and delivery vehicles for local treatment of osteomyelitis [J]. J Orthop Res, 2020, 38 (10): 2091-2103.

[6] METSEMAKERS W J, FRAGOMEN A T, MORIARTY T F, et al. Evidence-Based Recommendations for Local Antimicrobial Strategies and Dead Space Management in Fracture-Related Infection [J]. Journal of orthopaedic trauma, 2020, 34 (1): 18-29.

[7] CAHILL S V, KWON H K, BACK J, et al. Locally delivered adjuvant biofilm-penetrating antibiotics rescue impaired endochondral fracture healing caused by MRSA infection [J]. Bone & joint research, 2021, 39 (2): 402-414.

[8] STARK W J. The use of pedicled muscle flaps in the surgical treatment of chronic osteomyelitis resulting from compound fractures [J]. The Journal of bone and joint surgery American volume, 1946, 28 (2): 343-350.

[9] CIERNY G, 3RD. Surgical treatment of osteomyelitis [J]. Plastic and reconstructive surgery, 2011, 127 Suppl 1: 190S-204S.

[10] DAMHOLT V V. Treatment of chronic osteomyelitis: a prospective study of 55 cases treated with radical surgery and primary wound closure [J]. Acta orthopaedica Scandinavica, 1982, 53 (5): 715-720.

[11] AYTAÇ S, SCHNETZKE M, SWARTMAN B, et al. Posttraumatic and postoperative osteomyelitis: surgical revision strategy with persisting fistula [J]. Archives of orthopaedic and trauma surgery, 2014, 134 (2): 159-165.

第四章 感染性骨缺损治疗术前评估

几乎所有的长骨感染性骨缺损都需要手术干预。单独使用抗生素治疗只适用于特定的严重合并症患者,这些患者不适合手术或预期寿命较短。感染性骨缺损的外科处理很复杂,特别对于胫骨,多合并不同程度皮肤软组织缺损问题,通常需要显微外科医生、感染科医生和微生物学专家的密切合作。如果没有治疗感染性骨缺损的专业知识和经验,患者应该被转到专门处理这类疾病的医院。通常,一个经验丰富的多学科团队可以提高感染性骨缺损的治疗结果。其中,术前全方位评估对于感染性骨缺损手术方案的制定极其重要,包括骨感染控制和骨缺损修复两个方面。

一、骨感染控制评估

(一)全身状况

明确患者的 Cieny-Mader 生理分类(A、B 或 C 类)及解剖分型(Ⅰ型、Ⅱ型、Ⅲ型、Ⅳ型)。不同的宿主分类和解剖分型对患者临床方案选择和预后具有重要影响。对于 A 类宿主可能只需要一次清创手术;对于 B 类宿主可能需要反复多次的清创才能有效控制感染;对于 C 类宿主,建议行保守治疗,或者需改善全身情况,使其转变为 B 类再考虑手术治疗。

评估还包括患者的合并症、肢体的神经血管功能、确定诊断前的疾病进程,以及是否明确致病菌及其易感模式(敏感药物)。合并症如糖尿病、营养不良时,必须积极处理,吸烟患者必须戒烟,以充分提高伤口愈合的可能性。神经血管系统的损伤会影响功能结果,若条件具备时,应尽可能地给予修复或改善。

(二)局部状况

局部状况的评估包括结构和功能状况评估、皮肤情况评估。

结构和功能状况评估:详细了解病史,包括既往术中情况,了解肌腱、神经、血管损伤和修复情况。例如在胫骨感染性骨缺损中,若存在胫前动脉或胫后动脉损伤,术中应特别注意保护血管。详细查体,了解肢体力线、短缩、旋转及成角畸形等情况,各关节稳定性和活动范围,以便于制定手术方案和术后康复计划。

皮肤情况评估:良好的软组织覆盖可以增加术区血供,输送抗生素、免疫细胞和抗体等,这对感染性骨缺损治疗至关重要。需仔细检查患者局部的皮肤软组织情况,评估其质量和完整性,从而预判皮肤的清创范围,确定术后皮肤能否闭合,以及是否需要采用皮瓣修复。例如,大腿和上肢通常可以直接缝合皮肤。相反,胫骨高能量骨折通常会破坏有限的软组织,造成严重的损害。这种情况下,即使皮肤闭合了,下面的血供也会很薄弱。如果胫骨周围存在大量瘢痕组织,这些组织会限制抗菌药物的局部血药浓度。因此,术前应根据创面、窦道、拟定切口,以及周围皮肤弹性等情况,预判皮肤能否直接缝合。否则将可能需要通过深筋膜下游离牵拉皮肤或皮瓣技术闭合创面,甚至利用骨水泥临时覆盖。

(三)清创范围评估

根据影像学检查,对骨感染病灶的部位和范围进行综合分析,确定清创范围。其包括软组织的清创和骨组织的清创,并注意邻近病灶部位的血管、神经情况,避免术中损伤。根据清创范围,可以初步确定术中骨缺损大小。由此判断可能应用的骨水泥及局部抗生素数量,以及决定是否需要固定及拟采用的固定方式。

(四)内固定是否保留

原则上,病灶范围内的内固定物均应取出,原因是细菌可在内植物表面黏附,形成生物被膜,内固定也会"藏污纳垢"成为细菌的屏障,影响彻底清创。内置物的存在也会降低局部免疫力。在延迟或晚期感染的患者中,生物膜已经形成并持久存在于植入物中。在这种情况下,内置物应该移除。

对于特殊部位,特别是属于关节内骨折类型的感染,在骨折未愈合达到足够稳定性之前,保留或更换固定装置的决定可能很困难。这是因为一旦拆除内固定可能导致骨折移位和关节面复位的丢失。

根据先前经验,某些情况下可以酌情考虑保留内固定物:①早期感染或急性血源性感染的情况下,建议进行迅速清创和充分引流。此时细菌生物膜可能尚未形成,并且急性感染本身不易做到彻底清创。当内固定物稳定性好、无松动时可以酌情保留,如果内固定已经松动、失效则需要取出。②另一个需要考虑的因素是在内植物没有疲劳失效的情况下,骨折愈合的可能性。例如较常见的胫骨平台、跟骨等丰富骨松质构成的关节内骨折,术后6周内尚存在骨折进一步愈合的可能。此时的清创手术可酌情保留内固定,而6周后因为骨痂已经初步愈合,可以取出内置物。

二、骨缺损修复评估

(一)感染控制情况

骨缺损修复的时机,一般是在清创术2个月之后,术前需评估感染是否控制。具体包括评估患者全身有无发热、乏力等全身炎性症状,评估局部软组织修复情况,局部有无发红、肿胀、皮温升高、疼痛或者明确压痛。若行外固定架固定,则需评估有无针道感染情况。血液学复查WBC计数、红细胞沉降率、CRP等指标有无增高。若有条件,可行核素骨显像检查进一步排除局部感染。以上情况若均无感染征象,可考虑二期手术。

(二)骨缺损情况

对于一期行en-bloc切除的节段性骨缺损,根据X线即可判断缺损的长度和范围。但对于腔隙性缺损,特别是在骨水泥填塞消灭死腔的情况下,难以准确判断腔隙的大小和范围。其需要CT不同层面的比较,或者根据前次手术术中的图片来判断骨缺损的情况,从而决定骨缺损修复的方式、骨源及数量。

（三）骨源情况

最常用的植骨方式是自体骨松质植骨，主要来源为髂前或髂后上棘。一般每侧髂前可获得15~20ml（水体积）骨松质粒，每侧髂后可获得50~60ml骨松质粒。因为含有与髂骨来源相似的具有成骨潜能和活性的骨细胞，RIA（reamer-irrigator-aspirator）可作为骨移植提供自体骨的另一种来源，其在每侧股骨平均可采集约47cm^{3}的骨量。

对于青少年儿童，因为骨骺尚未闭合，不适用于自体骨植骨修复骨缺损。年龄>60岁的男性或处于绝经期女性，通常存在骨质疏松情况也很难提供充足骨源。对于一侧肢体长期不能完全负重需拄拐行走患者，可能存在患侧骨盆骨质疏松。如果患者完全长期卧床、坐轮椅，则可能存在双侧骨盆骨质疏松。术前应行骨盆X线片检查，评估骨质疏松和髂骨可提供骨量情况。

若患者既往已有植骨手术史，特别是取髂骨植骨，则需通过对骨缺损植骨量进行深入判断。评估髂骨能否再次取骨，以及取骨量能否满足需求，若不能满足需求，则需考虑补充骨替代物方案。其他拟行带血管蒂腓骨移植时，则需评估供腿腓骨情况，以及患肢皮肤、血管情况。

参 考 文 献

［1］CIERNY G, 3RD. Surgical treatment of osteomyelitis［J］. Plastic and reconstructive surgery, 2011, 127 Suppl 1: 190S-204S.

［2］HOGAN A, HEPPERT V G, SUDA A J. Osteomyelitis［J］. Archives of orthopaedic and trauma surgery, 2013, 133（9）: 1183-1196.

［3］CHAN J K K, FERGUSON JY, SCARBOROUGH M, et al. Management of Post-Traumatic Osteomyelitis in the Lower Limb: Current State of the Art［J］. Indian journal of plastic surgery: official publication of the Association of Plastic Surgeons of India. 2019, 52（1）, 62-72.

［4］MCNALLY M A, SMALL J O, TOFIGHI H G, et al.. Two-stage management of chronic osteomyelitis of the long bones. The Belfast technique［J］. The Journal of bone and joint surgery British volume, 1993, 75（3）: 375-380.

［5］WU H, SHEN J, YU X, et al. Two stage management of Cierny-Mader type Ⅳ chronic osteomyelitis of the long bones［J］. Injury, 2017, 48（2）: 511-518.

［6］KRAPPINGER D, LINDTNER R A, ZEGG M, et al. Masquelet technique for the treatment of large dia- and metaphyseal bone defects［J］. Operative Orthopadie and Traumatologie, 2015, 27（4）: 357-368.

第五章 术前计划

一、手术方式选择

患者所属的生理分类以及患者对治疗的期望是影响治疗策略制订的重要因素。一般来说，Cierny-Mader C 类骨髓炎患者不主张手术，可采用姑息治疗策略，包括局部引流及抗生素抑制感染的方法。主要原因：①手术风险太大，危及患者生命安全，且患者不能耐受多次手术；②手术后的效果很差，不能改变患者目前的生活质量。而 A、B 类患者，则采用骨髓炎根治策略。

此外，临床工作中一部分 A 类和 B 类宿主在进行手术方式选择时，仍然需要纳入其他考虑因素：①患肢的客观情况，如骨组织的感染范围和缺损程度，软组织的覆盖条件；②患者的主观意愿、对分期手术方案的理解程度和对潜在手术失败风险的接受程度；③医生所具备的骨感染控制能力和骨重建技术水平；④治疗机构和平台是否具备整个疗程和环节需具备的客观条件。

急慢性感染治疗的紧急程度和手术方案也不同。在早期感染中，在感染导致内植物松动、骨丢失和不稳定之前，尽快手术探查以增加内固定物保留的机会，保持内固定装置对稳定十分重要。在这种情况下，应尽快引流脓肿，切除感染组织，以保存患肢。对于慢性感染的急性发作期，当大量脓液形成却又无窦道形成和脓液排除时，脓液会聚集在骨干周围并加速骨坏死，也应尽快手术。

复合大面积软组织和骨缺损的患者，患者意愿和医生客观条件是手术方案制定的主要因素。临床医生需交代清创手术的不确定性和后期进行骨缺损重建可能存在的问题，结合个人手术的熟悉程度，制定分期手术方案或者转院。患者保肢意愿不强烈时，临床医生不应当勉强，但对于青中年患者却要慎之又慎。因为目前治疗复杂感染性骨缺损的技术手段日渐丰富且日臻完善。

对于非大面积软组织和骨缺损的患者，不同情况的患者可采用不同的手术方式。首先，对积极控制感染和骨缺损重建的青中年患者，应当采用更加稳妥的分期治疗策略。特别在一些复杂部位或者多重细菌耐药的感染患者中，充分告知反复清创对后期骨重建的必要性。其次，对单纯控制感染的患者，特别是老年患者，确定一次清创手术控制感染的情况下，可以采用抗生素骨水泥永久性植入方案。再次，对于儿童患者，应充分围绕"早发育、早教育、早锻炼"的三早原则。手术方式尽量简单，可以早期活动，不耽误患儿上学，不影响关节功能和骨骼发育。最后，进行非确定性清创手术时，尽量选择可重复使用、价格低廉的固定方式。二期骨缺损重建时，也尽量采用相对简单的手术方式。

二、稳定方式选择

大范围的死骨和感染骨切除后会产生严重的骨缺损，导致断端的严重不稳定。局部稳定有利于血运的重建和组织的修复,有利于局部的免疫防御和骨感染的控制。因此,必须对骨缺损进行足够的稳定,而不能用夹板或石膏固定。常用的固定材料为外固定架、髓内钉、锁定钢板。其中锁定钢板既可以内置,又可以外置发挥固定支架的作用。

外固定架是传统标准的固定方法,原因是在提供稳定的同时,可避免创口内存在异物。外固定器用途多样,可以在许多情况下使用。然而,外固定架的缺点也显而易见:携带不便,不易护理,影响邻近关节活动,带架时间过长,并且有针道感染的风险,尤其是环形外固定架。当存在骨质疏松、病灶范围广、邻近关节时,外固定架还存在稳定性不足、螺钉易松动,甚至需跨关节固定的缺点。

骨感染病灶在清创后一期应用内固定过去一直被视为禁忌。这是因为彻底清创虽然能有效清除细菌生物被膜,但无法完全清除创口内所有的浮游细菌。如果此时使用内固定,残留的浮游细菌则会黏附于内植物表面形成生物被膜,导致感染复发。

近年来,如何在感染清创后再次应用内固定已经引起了人们的兴趣。2007 年,Thonse 和 Conway 报道使用抗生素骨水泥包裹髓内钉治疗感染性骨不连与骨缺损取得成功。新近研究表明:在骨感染彻底清创后,采用抗生素骨水泥包裹的钢板作为内固定装置,稳定骨端取得了满意的临床疗效。其在规避外固定架缺点的同时,并未增加感染率。但需要注意的是,一期清创后使用钢板的前提条件是进行了彻底清创,并用抗生素骨水泥被覆钢板,屏蔽细菌与钢板接触,同时避免残存浮游细菌在钢板表面的黏附。

感染控制后,二期采用诱导膜技术进行骨缺损修复需要注意以下两点:对于节段性缺损,如果采用髓内钉进行固定,可能存在两缺损端不稳定情况,需附加钢板增加稳定性;若采用钢板固定,则应尽量放置在诱导膜外,否则移植骨与钢板接触区易出现成骨不良和皮质化障碍。

三、皮肤缺损应对方案

根据骨缺损程度和范围的不同,可采用植皮、皮瓣和肌肉瓣的局部旋转、游离组织移植等技术。在胫骨,通常需要转移皮瓣或肌瓣,胫骨的上 1/3 可以用局部腓肠肌瓣覆盖,更多的远端感染需要局部的带血管蒂或筋膜蒂皮瓣覆盖,或者选择游离股前外或背阔肌皮瓣,在部分极端情况下,甚至需要交腿皮瓣修复。对于一些创口闭合困难的病例,也有采用皮肤牵张技术闭合,也可以分期闭合。利用 Ilizarov方法将微血管组织移植与复杂骨重建相结合,在搬移过程中实现皮肤缺损修复同样取得良好效果。

对于极少数严重感染并发全身炎性反应的患者,有必要及时进行清创引流术。在特殊情况下,可留下开放伤口,并使用负压密闭敷料处理或骨水泥临时覆盖。尽管如此,为防止继发感染、活动不良,应尽快缝合伤口。应谨慎长期应用负压辅助伤口敷料,因为细菌可以在伤口中持续存在。

四、骨缺损修复方案

骨缺损的修复是感染性骨缺损的治疗中,除了控制感染之外,另一个重要的棘手问题。值得注意的是,一些相关因素会影响骨缺损治疗的复杂程度,比如缺损的长度和范围,缺损的部位,周围软组织覆盖的状况,肢体局部血运情况及神经支配状况,患者的年龄,以及是否存在感染和其他基础疾病等。即使目前,许多复杂病例如何选择最优治疗和重建方式,如何减少手术次数和患者花费,如何取得最佳治疗效果,这对于重建外科和创伤骨科医师仍具有挑战。

关于大段骨缺损的重建技术,虽然国内外学者已经进行了大量的基础研究和临床实践,但对于最佳的骨重建方式,仍未达成共识。其中报道最多的 3 种骨重建方法为:带血管蒂游离腓骨移植、Ilizarov 牵张成骨技术和 Masquelet 技术,其他方案有开放植骨、"永久骨水泥" 重建等。

若存在皮肤缺损,骨移植通常是在皮瓣转移后 6~8 周,皮瓣愈合良好,皮瓣活力已确定并已控制感染后进行。对于较小范围的缺损,或长度小于 6cm 的骨缺损可用传统的自体骨植骨的方法,少数情况下通过异体骨植入,即可取得良好的骨修复。对于大范围的骨缺损,或大于 6cm 的缺损,存在自体骨源有限的瓶颈问题,或者在无诱导膜存在的情况下,存在自体骨吸收、成骨不良、皮质化不全等问题,可能需要用 Ilizarov 骨搬移或带血管化的骨移植(例如血管化的腓骨移植)。

带血管蒂的骨段(腓骨、髂骨)移植技术在过去治疗骨髓炎方面曾发挥过重要作用。它结合了可存活的自体骨松质的优点和皮质骨的稳定性,同时又保持了营养血供的完整性;缺点是需要具备高超的显微外科技术,难以在各级医院广泛开展,并且需要牺牲健康的腓骨作为供体。

Ilizarov 技术的生物力学理论为张力 - 应力法则,即组织细胞受缓慢、持续牵张,可激活组织再生及生长。由于骨骼具有强大的再生性,所以应用 Ilizarov 技术可通过骨的再生实现骨缺损的修复。Ilizarov 环形外固定架是多平面经皮穿细克氏针固定及微创截骨,对周围软组织损伤较小;并且,Ilizarov 环形外固定架是三维立体构造,稳定性好,允许早期下地活动,有助于预防长期卧床带来的多种并发症。然而,Ilizarov 技术是一个缓慢和痛苦的过程,皮肤切割、力线偏移常见,且搬移到位后,多数情况下还需进行 docking site 区植骨。带架时间太长,直到对合端骨愈合及延长部分矿化成骨;同时长期携带极其不便,钉道感染多见,严重影响患者的生活质量、社交活动和心理健康状态。

Masquelet 教授于 1986 年首先发现了诱导膜的存在。他在对 35 例长骨骨干缺损患者的治疗中,采用了两期手术方案,首期进行 PMMA 骨水泥植入以填充骨缺损空腔,二期手术时发现了诱导膜的存在。基于之前的研究发现,Masquelet 于 2000 年发表文章介绍了诱导膜的概念,并于 2010 年发展了这一概念。作者起初认为骨水泥周围形成的假膜仅仅具有避免过多出血的作用,随后进一步发现诱导膜尚具有减少移植骨吸收、促进血管生成和骨松质皮质化的作用。诱导膜的另一优势在于其独特的生物学和结构特点,允许移植骨的骨愈合时间几乎独立于骨缺损的长度。就技术本身而言,Masquelet 诱导膜技术被描述为简单可靠、可复制的技术,越来越多地被创伤和重建外科医师了解和接受,该技术在骨缺损重建中具有广阔的应用前景,目前已经被大量应用于临床实践。

此外,对于部分存在皮肤缺损患者,也可采用开放植骨技术。此项技术 1973 年由 Papineau 首次报道,治疗过程分为 3 个或 2 个步骤,即先对感染病灶进行彻底清创,待新鲜肉芽组织完全覆盖创面后,再行自体骨松质开放植骨,2~3 周后植骨创面即可生长出新鲜肉芽组织,较小创面可自行愈合,较大创面需植皮处理。也有学者对开放植骨进行改良,清创后对骨缺损直接行开放植骨,将两次手术合二为一。开放植骨的优点是方法简单,疗效相对可靠;缺点是术后创面护理繁琐,且有感染风险。1994 年 Ueng 和 Shihu 首次提出"半开放植骨"概念,用于治疗合并皮肤软组织缺损的感染性骨缺损,其方法是在开放植骨后,用网状人工皮覆盖植骨创面,厚纱布包扎,术后常规换药,优点在于方便护理伤口。

对于 Cierny-Mader C 类患者,难以承受多次手术,或者患者因为经济原因,或不愿进行多次手术患者,笔者所在中心尚进行了"永久骨水泥"技术。即仅通过一次手术,在彻底清创后,用钢板对骨缺损进行固定,抗生素骨水泥植入缺损区并包裹钢板,消灭死腔的同时又能支撑重建稳定性。这种方法替代了二期的骨重建过程,患者可正常生活和工作,若无特殊情况和必要性,则不需要再次手术。

参 考 文 献

[1] Safoury Y A , Atteya M R. Treatment of post-infection nonunion of the supracondylar humerus with Ilizarov external fixator [J]. Journal of shoulder and elbow surgery , 2011 , 20 (6): 873-879.

[2] HOGAN A , HEPPERT V G , SUDA A J. Osteomyelitis [J]. Archives of orthopaedic and trauma surgery ,

2013, 133（9）: 1183-1196.

［3］ FERREIRA N, MARAIS L C, SERFONTEIN C. Two stage reconstruction of septic non-union of the humerus with the use of circular external fixation［J］. Injury, 2016, 47（8）: 1713-1718.

［4］ CONWAY J D, HLAD L M, BARK S E. Antibiotic cement-coated plates for management of infected fractures［J］. American journal of orthopedics, 2015, 44（2）: E49-53.

［5］ YU X, WU H, LI J, et al. Antibiotic cement-coated locking plate as a temporary internal fixator for femoral osteomyelitis defects［J］. International orthopaedics, 2017, 41（9）: 1851-1857.

［6］ JIA C, WANG X, YU S, et al. An antibiotic cement-coated locking plate as a temporary fixation for treatment of infected bone defects: a new method of stabilization［J］. Journal of orthopaedic surgery and research, 2020, 15（1）: 44.

［7］ WANG Y, JIANG H, DENG Z, et al. Comparison of Monolateral External Fixation and Internal Fixation for Skeletal Stabilisation in the Management of Small Tibial Bone Defects following Successful Treatment of Chronic Osteomyelitis［J］. Biomed Res Int, 2017, 2017: 6250635.

［8］ TU Y K, YEN C Y. Role of vascularized bone grafts in lower extremity osteomyelitis［J］. The Orthopedic clinics of North America, 2007, 38（1）: 37-49.

［9］ BOBROFF G D, GOLD S, ZINAR D. Ten years experience with use of Ilizarov bone transport for tibial defects［J］. Bulletin Hospital for Joint Diseases, 2003, 61（3-4）: 101-107.

［10］ WANG X, LUO F, HUANG K, et al. Induced membrane technique for the treatment of bone defects due to post-traumatic osteomyelitis［J］. Bone & joint research, 2016, 5（3）: 101-105.

［11］ PANDA M, NTUNGILA N, KALUNDA M, et al. Treatment of chronic osteomyelitis using the Papineau technique［J］. International orthopaedics, 1998, 22（1）: 37-40.

［12］ QIU X S, ZHENG X, SHI H F, et al. Antibiotic-impregnated cement spacer as definitive management for osteomyelitis［J］. BMC musculoskeletal disorders, 2015, 16: 254.

第六章 骨感染外科治疗

一、清创

彻底清创是骨感染控制的基础。彻底清创的基本理论依据和目的已在第三章讨论。本节将对术前或术中评估、基本原则和手术操作过程及注意细节做进一步阐述。

（一）术前或术中评估

术前要预判感染病灶大体范围，避免术中可能出现的遗漏。术中的经验判断虽极为重要，但受医生经验的影响较大，主观性强；国内骨髓炎病灶清除手术等级较低，术中的经验判断差别较大，难以对病灶作出准确的判断实现彻底清创。这也是高复发率的原因之一。

既往用亚甲蓝作为示踪染色剂，通过窦道注入病灶内，标记感染区域，这种方法的优势是可鲜明的标记出感染病灶的内表面。凡是亚甲蓝沾染区域，都可以被认为是感染区域，并应完全的切除。但是其缺点在于，对于软组织感染的厚度或多个互不相通的病灶，亚甲蓝难以做出标记。这反而给术者造成一种错觉，认为清除了亚甲蓝标记区域即实现了彻底清创；往往会遗漏没有标记到的病灶，不能实现彻底清创。现阶段此项技术已鲜有使用。

目前，术前根据影像学资料定位感染病灶和范围已成为常识，不同的检查各具意义。X线检查是必要的常规检查手段，可以反映骨折愈合、内固定状态、骨质疏松程度以及死骨的位置，但不能准确反映病灶的位置，不能提示骨组织确切感染范围。CT检查有助于了解不同层面局部骨组织细节，尤其是发现游离死骨、骨内骨、骨的瘘管，但病灶波及范围提示不够理想。MRI检查能准确反映骨髓腔内病灶波及范围和软组织受累程度，是公认的骨感染病灶定位手段。但对于近期创伤后病例，MRI很难区分软组织信号改变是继发于创伤还是感染。由于金属伪影的存在，金属内置物存在时MRI几乎无用。

骨感染局部代谢比正常骨质代谢明显，故使用SPECT/CT还可以提供手术部位预判信息。SPECT/CT不仅能提示骨质形态变化，还能定位骨质发生病理生理变化的部位，术前能为术者提供有价值的信息。例如，骨组织存在窦道，结合其他检查、检验确诊为骨感染，但仅从CT上无法找到与窦道相关联的病灶部位时，SPECT/CT可帮助发现核素异常浓聚部位（即窦道原发灶），甚至能发现感染源头；根据笔者的经验，SPECT/CT对跳跃性病灶的发现具有独到之处。当出现多处核素异常摄取信号，又无法定性诊断时，术中均需要进行探查和干预，使得术中清创不留遗漏。

在临床检查的基础上，以上影像学手段在术前准确定位中发挥各自优势，多种技术相结合可以实现病灶部位和范围的较准确定位。同时结合Cierny-Mader分类，依据受累面积以及软组织覆盖、稳定性等情况,可提前规划清创手术。

(二)基本原则和注意细节

1. 无血原则 骨感染的清创手术应尽可能"无血"操作,使视野清晰。既往认为清创手术应避免应用止血带,依据是软组织切除要达到渗血活跃的组织,术者若应用止血带,则无法判断血运丰富的健康软组织,无法判断骨组织的"辣椒征"。但实际操作中我们发现,在止血带情况下,依然可以通过软组织的回缩性、韧性、颜色判断是否为健康组织,依然可以通过"辣椒征"分辨出死骨与活骨。并且,恰恰相反的是,在不用止血带情况下,炎性组织和骨髓腔往往出血活跃,死骨和炎性组织反复被渗血沾染,反而不易与健康组织区分,难以确切决定清创范围。更重要的是,骨感染的清创手术往往繁琐、复杂、耗时,尤其在大腿部位,出血量大。这既会危及患者生命安全,也会严重影响术者的心理状态和实现彻底清创的意志。

2. 软组织清创(囊性结构切除) 对于感染性骨缺损,大多具有较长的病史。在人体免疫力与感染病灶中细菌长期交锋过程中,病灶周围软组织会在病灶周围形成纤维组织结构以限制病灶的扩散。而这种的交界区域结构,在软组织类似于囊性结构,部分病例在骨髓腔内会形成封闭间隔。这种结构如果用文字描述怎样彻底切除将非常困难。在软组织清创的实际操作中,每次切除囊壁均确保保留组织为正常组织或者非感染组织,囊壁切除后即完成了软组织彻底清创。因此,术中我们可将感染病灶想象为一个不规则的囊性结构,其内容物是死骨、内固定物、脓液、炎性肉芽组织及坏死软组织,囊壁则为包裹内容物的炎性纤维样软组织。彻底清创就是要从囊壁外清除这一囊性结构。

对于部分急性感染或慢性感染急性发作病例,或部分极其复杂或伴有皮肤软组织状况不良的病例,多需采用多次清创的策略。

3. 骨组织清创 对骨组织的清创,如果术前没有准确的定位,仅靠术中"辣椒征"来判断,很难做到彻底清创。有学者将肿瘤外科领域的治疗原则应用于骨组织清创,对受累骨做节段性切除以达到彻底清创之目的,这并不适用于多数病例,缺点在于清创范围太广,为后期骨重建带来极大挑战。

根据 Simpson 的工作经验,在清除死骨后,在出现"辣椒征"的基础上,对 Cierny-Mader A 类患者再清除 3~5mm 边缘骨质,Cierny-Mader B 类患者再清除 5mm 以上边缘骨质。Simpson 为感染骨组织的扩大清创范围作出了明确的具有循证医学的界定。这是目前常用的骨组织清创方法。

Simpson 经验是以"辣椒征"作为参考进行的骨组织清创,认为做到上述标准即实现了骨组织的彻底清创,并被临床广泛采用。但从大宗病例来看,仅能作为骨皮质的清创标准,因为对于伴有髓内广泛感染或者"骨内骨"病灶时,骨表面同样可以存在辣椒征,这时就不能因为"辣椒征"的出现而停止髓内清创。这时需要采用扩髓,甚至开槽手段对骨髓腔清创,甚至需要采用感染骨段的 En-bloc 切除实现彻底清创。

4. 降低细菌负荷 当软组织和骨组织的清创达到要求的情况下,即病灶彻底清除后,仍会有大量残存的浮游细菌沾染在健康组织表面,这时需要做降低细菌负荷的工作。常见的方法就是大量的、多批次的液体冲洗创口。冲洗方式可采用常压或者脉冲,冲洗液体依次为过氧化氢溶液—生理盐水—碘伏—大量生理盐水,如此反复多次。

需要说明的是,脉冲的使用存在异议。因为存在高压理论上将可能导致细菌进入深层组织。过氧化氢溶液的使用也存在争议,有学者提出过氧化氢溶液会损伤正常组织,并可能导致氧气栓塞、肺栓塞等。但过氧化氢溶液对杀灭残存细菌、降低细菌负荷非常重要。与控制感染的重要性相比,正常组织的副损伤无须过于担心,因为正常组织具有自我修复的能力。彻底清创的开放性伤口内压力可以充分释放,不会轻易导致肺栓塞,也鲜有四肢手术应用过氧化氢溶液导致肺栓塞的报道。需注意的是,不能在切口小、位置深、半密闭伤口内使用,不能采用注射器将过氧化氢溶液打入骨髓腔。

（三）手术操作过程

根据不同类型的病灶波及范围选择不同的清创手段,Cieny-Mader 分型在指导清创手术过程中具有一定的意义。髓内（Ⅰ型）感染患者通过扩髓及骨髓腔灌洗就能达到清除病灶目的。表浅型（Ⅱ型）骨组织清创最简单,一般采用骨刀将骨组织表面部分凿除就能彻底清除病灶。当病灶突破及破坏局部皮质（Ⅲ型）,需要根据病灶波及范围进行对应开窗和扩髓处理。当感染组织弥散波及骨髓腔和骨皮质,同时伴随不稳时（Ⅳ型）,通常感染时间也较长,病灶范围广泛,此时应根据骨皮质状况和死骨范围,选择节段性去除或开槽的方法控制感染,典型的髓内钉感染就属于Ⅳ型。其需要取出髓内钉,并依次对波及的软组织、骨折断端、骨髓腔、锁定孔分别进行清创处理。

患者根据切口及暴露情况选择合适体位,清创手术的过程中尽量使用止血带,以保持手术视野清晰有利于判断及清除病灶。窦道组织也是后期复发的根源,需要积极处理或者直接梭形切除,长期存在的窦道应送病理检查,以排除癌变。可把感染病灶看作一个不规则的囊性结构,囊壁则为包裹病灶的边界,为炎性纤维样组织。在切除囊壁组织的基础上扩大切除 2mm 的正常软组织,随后清除死骨、异物、脓液、炎性肉芽组织及坏死软组织,完成囊性结构的清除。

咬骨钳及刮匙交替使用清理死骨和炎性肉芽组织,边界骨组织利用骨刀、咬骨钳或高速钻头进一步清理,直至新鲜出血的活骨组织。在达到正常骨组织后,继续切除超过正常骨组织边界 3~5mm。病灶组织留取样品分别送细菌培养及病理学检查。

对于髓内感染,需要扩髓钻或刮匙清理炎性骨质,若术前定位有骨内骨,需凿开骨壁,清理内部感染。若感染段骨髓腔已经与正常骨髓腔形成封闭性纤维或骨间隔,则清理到间隔组织即可,无须打通骨髓腔。对于病灶区域的钢板螺钉或外固定架针道,也应用钻头进行处理,若髓内感染严重,则需开槽清理。

清创完成后,分别使用过氧化氢溶液和碘伏液冲洗创面,然后再用大量生理盐水或脉冲冲洗创口,直至冲洗液清洁无骨质残留,然后重新碘伏消毒患肢和铺单,更换手套。所有清创用过的手术器械应做无菌化处理或弃用。

二、局部稳定

彻底清创后形成的骨缺损少于骨干周径的 1/3 时,可以不使用固定装置,反之则需要固定。当自信做到了彻底清创,并且皮肤可以缝合时,首推选用内固定,内固定跨越缺损端后,可以用 2~3 枚螺钉固定即可。因为初次固定仅为临时性固定,其通常在感染控制情况下需进行二期手术（约间隔 2 个月）。尽可能选用较短钢板,以免感染复发增加病灶范围。清创后不建议髓内钉固定。若选用外固定装置,尽可能选择便于携带、患者舒适且价格较低的装置。外置钢板能取得足够稳定性情况下,可以作为固定方案,其较外固定架更便于携带,同时增加患者舒适度。

三、死腔处理和局部抗生素应用

感染骨组织清创手术后通常会遗留较大的死腔,若不消灭死腔,清创后残留致病菌会成为感染复发的高危因素。清创后死腔处置最早的方式是肌瓣填塞,后期出现的方法是抗生素珠链和抗生素 Spacer。笔者更愿意采用抗生素 Spacer 处置死腔,因为相对于抗生素珠链,抗生素 Spacer 在充填死腔的同时具有一定的稳定作用且方便取出;与肌瓣相比,负损伤小且易重复应用。抗生素 Spacer 还兼顾了局部诱导膜的形成,为二期骨重建营造了良好的成骨微环境。

通常在 40g 含庆大霉素骨水泥粉剂中加入 3~5g 万古霉素,混合均匀后加入液态单体。填塞骨水泥时,若存在较深的骨髓腔,则可先用克氏针制作骨水泥棒,硬化后插入骨髓腔,便于二期取出。另抗生素骨水泥填塞死腔时,应包括骨缺损两端各 2cm,以利于形成充分的诱导膜结构。若用钢板内固定,则应用骨水泥充分包裹钢板,螺钉钉孔处可用骨蜡填塞,便于二期取出。骨水泥填塞死腔后尚未硬化时,即应尝试关闭皮肤,便于骨水泥塑形并完全填塞骨与软组织空腔,同时,可将多余的骨水泥取出,以免影响皮肤缝合。待骨水泥发热塑形后,使用冰生理盐水浸泡或冲洗降温。

应用抗生素骨水泥时应当注意以下几点。无论是抗生素珠链或占位器(spacer),抗生素洗脱具有早期释放浓度高和衰减性呈指数下降的特点,即应用早期对残余浮游细菌具有较好的杀灭作用。但伴随着抗生素释放总量的急剧性降低,特别在细菌生物膜已经完全成熟的情况下其抗感染作用大打折扣。这与静脉使用抗菌药物治疗慢性感染很难发挥作用具有相似的道理。局部抗菌药物使用还会促使病原菌突变形成新的耐药菌。临床和动物模型研究中都发现在使用抗生素骨水泥治疗感染过程中,在骨水泥的表面分离到金黄色葡萄球菌和表皮葡萄球菌耐药性突变菌株。因此局部应用抗生素必须在彻底清创的基础上。另外,清创后若创面不能覆盖,则充填死腔的骨水泥内不建议加入抗生素,原因在于骨水泥周围难以长期达到无菌状态,抗生素长久释放可能导致细菌耐药形成。

四、引流

能够关闭的切口,推荐用负压引流瓶引流。为达到充分引流,引流管放置可遵循"远近兼顾、深浅搭配"的原则,根据创面的大小,选择合适的引流管数量,并且要放到创面的低位,避免渗出液在低位集聚。

对于不能关闭的创面,可采用开放引流,不放置引流管。

五、覆盖

有效覆盖是实现创口无菌化和血管化的重要策略。切口缝合时尽可能体内不留线或少留线,因为缝线也是异物。大腿切口的阔筋膜需要缝合,其他部位必要时可以对皮下组织简单间断缝合后,直接缝合皮肤。

部分张力较大切口不能直接缝合时,可通过深筋膜潜行游离的方法增加皮肤伸展度,从而实现对合。无法对合的切口,可以采用皮肤牵张技术或皮瓣技术闭合,也可以分期闭合。强行关闭创口和皮瓣技术滥用导致的失败是创面覆盖中较为常见的问题。

对于术中无法封闭的病灶,目前多采用持续负压吸引(continuous negative pressure aspiration,VSD)

临时覆盖、引流。但 VSD 的长期应用存在以下不足：① VSD 本身也属于异物，残存致病菌与 VSD 接触后可形成生物被膜导致感染复发，不能实现无菌化；② 创造了厌氧内环境，可导致在有氧环境下被抑制的、残存的厌氧菌活跃、繁殖，导致厌氧菌感染。这是临床感染病例应用 VSD 后出现厌氧菌感染的主要原因之一。因此，不能关闭创面时可采用 VSD 临时覆盖，然后等待确定性覆盖。但长时间应用 VSD 覆盖创面则有待商榷。

六、术后处理

术后处理包括常规处理、抗生素应用、检验学和影像学复查、更换敷料、引流管管理、功能锻炼等方面。

术后常规行抗感染、镇痛、消肿等治疗，下肢手术尚需抗凝治疗。患肢给予多重棉垫加压包扎，以减少渗出，同时作为消灭死腔的辅助手段，预防血肿形成。

术后可先根据经验静脉应用抗生素，一旦确认了培养细菌和敏感性结果，就应更改抗生素方案以专门处理明确的病原体。使用疗程：静脉使用 2 周，继之口服抗生素 4 周。伤口愈合不良者，可适度延长抗生素使用时间，但对于延长抗生素使用时间也难以促使伤口愈合者，则无须继续延长使用。

术后第 1、7、14 天复查血常规、CRP、红细胞沉降率、肝肾功能，必要时第 3 天也要复查，如 CRP、红细胞沉降率均出现二次增高时，需留意感染复发的可能；血红蛋白较低时需及时输血，白蛋白过低时需及时纠正，关注肝肾功能，避免药物毒副作用。一期术后复查 X 线片。

无持续渗血的情况下，可于术后 1 周首次更换敷料，以减少频繁换药对切口的刺激，同时可减少护理工作量。换药后若无感染征象，可每隔 3~5 天更换敷料一次，直到 2~3 周拆线。部分愈合不良切口，可延长拆线时间。

骨感染清创术后留置引流应与普通创伤手术或者关节手术不同。感染创面本身渗出较多，因此需要延长引流管的放置时间。其他抗生素灌洗治疗骨感染的经验早已提示充分引流比考虑逆行感染更加重要。清创术后伤口负压引流可保留约 1~2 周，直到连续 3 天无引流或仅少量引流液为止，若术后引流量过多，可间断性夹闭引流管，并考虑是否继发贫血及是否需要输血。

术后次日即可进行静力性肌肉收缩训练，如股四头肌的舒展，膝关节弯曲，四肢远端关节的活动，以预防血栓形成，避免肌肉萎缩。下肢患者，引流管拔除后，方可根据医嘱下地活动。

参 考 文 献

[1] SIMPSON A H, DEAKIN M, LATHAM J M. The effect of the extent of surgical resection on infection-free survival[J]. J Bone Joint Surg, 2000, 83(3):403-407.

[2] HOGAN A, HEPPERT, V G, SUDA, A J. Osteomyelitis[J]. Archives of orthopaedic and trauma surgery, 2013, 133(9):1183-1196.

[3] CIERNY G, MADER J T, PENNINCK J J. A clinical staging system for adult osteomyelitis[J]. Clinical orthopaedics and related research, 2003, 10(414):7-24.

[4] HANSSEN A D. Local Antibiotic Delivery Vehicles in the Treatment of Musculoskeletal Infection[J]. Clinical orthopaedics and related research, 2005, 8(437):91-96.

[5] MASTERS E A, TROMBETTA R P, BENTLEY K, et al. Evolving concepts in bone infection: redefining "biofilm", "acute vs. chronic osteomyelitis", "the immune proteome" and "local antibiotic therapy"[J].

Bone Research, 2019, 7（3）: 225-242.

［6］YIKEMU X, TUXUN A, NUERMAIMAITI M, et al. Effects of Vacuum Sealing Drainage Combined with Ilizarov Bone Transport Technique in the Treatment of Tibial Traumatic Osteomyelitis［J］. Journal of orthopaedic surgery and research, 2019, 25: 6864-6871.

第七章 骨缺损外科修复

一、Masquelet 技术

诱导膜技术是 Masquelet 发明的一种骨重建技术，一些文献中也称 Masquelet 技术（Masquelet technique）。其原理是依靠聚甲基丙烯酸甲酯（polymethylmethacrylate，PMMA）骨水泥在骨缺损处诱导出类似于骨膜的结构，并随后在膜内植骨，其报道在长骨骨缺损修复中取得满意的效果。该技术分为两期进行：第一阶段通过彻底清创、抗生素骨水泥填充骨缺损控制感染，并诱导形成一层具有生物活性的假膜；第二阶段去除骨水泥后可以见到紧贴骨水泥周围形成一层厚约 2mm 的白色"诱导膜"，随后在膜内进行骨松质植骨。Masquelet 技术治疗感染性骨缺损的要点与注意事项如下。

（一）手术时机

清创后诱导膜技术二期骨重建的手术时机尚无统一定论。先前学者认为，清创术后 1 个月应为最佳植骨时间窗。作者有关大鼠的股骨骨缺损模型研究发现，诱导膜在填充物植入后 2~4 周内成骨和成血管能力最强，在 6 周时成骨和新生血管生成能力明显下降。然而，Gindraux 等进一步研究发现，即使间隔 6 个月（最长达 14.7 个月）时间窗的诱导膜仍能保持其多潜能分化特性。研究还表明植骨愈合的速度与诱导膜的时间间隔无关。因此，二期手术时机可根据情况适度延长。

（二）植骨来源

1. 自体骨　自体骨移植是修复骨缺损的最传统方法，也是骨移植修复骨缺损的"金标准"。自体骨来源可为腓骨、肋骨和髂骨等，临床上主要来自髂前或髂后。原理是移植骨在缺损部位通过"爬行取代"达到骨愈合。与异体骨相比，自体骨移植优点是无排斥反应，容易获得，成骨能力强。缺点是数量有限，并且容易导致供区疼痛和其他并发症。根据笔者的经验，髂后上棘取骨通常能获得较大骨量，并且在取骨后常规使用骨水泥填充遗留的骨缺损空腔，从而降低血肿、感染等并发症发生率。另外，扩髓 - 冲洗 - 吸引技术（reamer-irrigator-aspirator，RIA）是近年临床上使用的一种髓内自体骨取骨新技术。该技术通过扩髓、冲洗、吸引的方法能取得长管状骨内较多骨质。缺点是取骨技术操作要求高，需要专用的扩髓器械，实际创伤也并不小，取骨部位并发症也不容忽视，因此尚未在临床广泛推广。

2. 自体骨替代物　自体骨源有限是膜诱导技术修复大段骨缺损的主要瓶颈。部分学者为减少自体骨的需求，使用或增加骨替代物用量，来达到充分的骨形成。目前认为，自体骨松质移植可以部分地被同种异体骨松质替代，以及使用脱钙骨基质、硫酸钙等骨移植替代物。膜诱导技术中，自体骨替代物的使用比例目前仍未达成共识。早期认为异体骨比例不应超过总量的 1/3，也有学者认为当移植骨替代物所占比例介于 25%~40% 之间时，不会增加骨不愈合、移植骨吸收等并发症。

（三）术中操作

一期骨水泥填充骨缺损同前面骨水泥 Spacer 应用。

二期的骨缺损重建同样尽可能在止血带下进行。术中沿原切口依次切开，如有可能建议全层切开皮肤及皮下组织显露诱导膜。值得注意的是，诱导膜的完整性对移植骨成骨发挥重要作用，应细心保护，避免过度牵拉。显露骨水泥后，用骨刀凿开并取出骨水泥。可疑组织送术中冷冻检查，若提示中性粒细胞 <5 个 / 高倍视野，说明无急性感染病灶，可行植骨手术。若提示存在急性炎症，则需要再次清创。最后，对创面进行新鲜化和骨端去皮质化处理，最后使用碘伏、生理盐水冲洗伤口，避免使用过氧化氢溶液损伤诱导膜。

创面清洁后，选择合适的固定方式进行固定。对于超过 5cm 的长节段骨缺损，单一使用钢板或者髓内钉固定将面临较大的骨不连或内固定断裂风险，故预防的措施可辅以小钢板加强固定。腔隙性缺损，可用钢板固定，但应尽量将钢板置于诱导膜外，以避免其产生的遮挡效应，导致钢板下方的骨吸收和皮质化不良。若钢板植入困难，影响皮肤缝合，可用锁定钢板外置或外固定架固定。

最佳植骨颗粒大小为 3~5mm^3。在骨源有限的情况下，有学者建议可使用同种异体骨或明胶海绵填充植骨中心以减少植骨量。其中，植骨应充分、饱满，并覆盖骨缺损两端骨质边缘 1cm，诱导膜应完整封闭植骨区，放置引流后加压包扎患肢。

（四）并发症

1. 感染复发　二期术后感染复发的处理比较棘手，其中一部分病例通过延长抗生素的使用时间可以得到控制。而对未能获得控制并转变为慢性感染的病例，继续使用抗生素已无法达到治疗目的。一般需等待 6~9 个月获得骨愈合后，去除内固定并清创，保留大部分有活力的骨块以减轻重建压力。如果清创术后形成较大的骨缺损，则需要重复一期手术过程。

2. 延迟愈合与骨不连　为了避免骨不连的发生，要求二期植骨过程中骨折端行去皮质化处理，诱导膜内植骨充分。自体骨的使用比例通常不低于总量的 2/3，辅助材料可以是同种异体骨或硫酸钙。来自成年人双侧髂后上棘的自体骨在不添加其他材料的情况下，能重建 10~12cm 的胫骨或股骨缺损。为了避免骨不连的发生，应当增加自体骨的使用比例，并充分植骨。Yeganeh 等研究发现，年龄、骨缺损长度和感染时间均对骨缺损修复无影响，但可能与植骨材料中自体骨的含量过低、骨折固定方式、低毒力细菌感染等相关。

3. 取骨区并发症　取髂骨并发症包括：髂骨翼或髂嵴骨折、血肿和感染，也会造成长期的供区疼痛，血管和神经损伤等。RIA 技术并发症包括骨折或者前皮层损伤，相邻的关节损伤，异位骨化和增生性瘢痕。

二、Ilizarov 技术

骨感染的节段切除会产生骨缺损，这种缺损可以一次处理或分期处理。如果缺损 <2cm，可以缩短肢体，使骨骼良好接触，并允许闭合皮肤。如果胫骨的缺损达到 4cm，股骨达到 6cm，那么肢体可以急剧缩短以便与骨骼接触，但这将导致肢体长度的显著差异，必须加以解决。彻底清创后骨缺损的稳定可以通过使用环状 Ilizarov 外固定架来实现，这种外固定架除了能够搬移成骨修复骨缺损，尚可矫正畸形和

足下垂,并且能够完全承受重量。在 Ilizarov 固定器内,可以通过一个远离感染部位的截骨术使骨延长。对于严重的化脓性感染,截骨术可以延迟到感染控制后,一般约术后 4 周,以减少牵拉再生过程中感染的风险。

在较大的骨缺损中,通过 Ilizarov 骨搬移被证明是一种有效的修复缺损和根治感染的方法。然而,这是一个非常耗时的技术,需要很长的固定时间(通常超过 1 年),还有各种问题和并发症。这需要精心的手术技术和一丝不苟的护理来保证良好的效果。骨搬移可以结合分期内固定来缩短固定时间。

骨搬移手术同样要求彻底清创,病灶清除以后,胫骨可安装 Ilizarov 环形外固定架;因环形外固定架安装在大腿造成会阴部和血管、神经损伤的概率高,且患者携带极其不便,加上搬移过程肌肉切割疼痛明显,甚至难以耐受,极其痛苦,因此,股骨应安装 Orthofix 单臂外固定延长架。Ilizarov 外固定架通过细张力钢针固定,置入需遵循 Ilizarov 技术的基本原则,尽量避开血管、神经,调整肢体力线,安装满意后进行截骨。截骨区域尽可能选择在成骨能力强的干骺端,截骨线应距离穿针处至少 1cm,采用专用工具微创经皮截骨,保护骨膜,截骨完成后适当延长,确保完全截断,再进行断端加压,必要时辅助 C 臂透视。

Orthofix 外固定延长架相对于环状 Ilizarov 外固定架安装简捷,安装后 7~10 天开始进行延长。牵引期每天分 4 次调整外固定架,每天延长 0.75~1mm(每天牵引次数及距离应根据成骨情况和软组织反应相应调整)。骨搬移初期 4 周内可每周复查 X 线片,了解骨延长区新骨矿化、搬移骨力线及外固定架固定针位置,若外固定架出现明显偏移则及时进行调整;骨搬移过程中延长区出现新骨矿化不良或患者出现剧烈疼痛,则需口服止痛药,减少每天延长的长度,而增加每天延长的次数,若疼痛无明显缓解,则需暂停延长,待疼痛症状完全缓解后,再继续搬移。若延长区矿化不良,则使用"手风琴"技术,促进成骨区新生骨矿化。需要注意的是,骨搬移过程中应密切观察肢端感觉、运动及血运情况,若出现异常情况需暂停延长。

三、其他技术

(一)带血管蒂骨段移植

由于不带血管的自体骨移植需要通过"爬行取代"达到骨愈合,愈合时间长,修复大段骨缺损时成功率为 58%~80%。Taylor 等在 1975 年首次报道了带肌蒂骨瓣移植的成功案例。而后这一方式被普遍推崇,带血管的自体骨移植治愈率非常可观,成活率高达 92%,到目前为止此技术仍被广泛应用,可供选择的重建方法包括带血管蒂腓骨或髂骨移植,游离骨段可以通过外固定器或内固定来稳定并桥接骨段。游离腓骨移植对于上肢可以达到移植融合良好,功能良好。腓骨几乎和肱骨、前臂骨直径类似,所以几乎不需要重塑。在下肢,腓骨移植的临床经验在过去几年中显示有较小的前景。某些中心报道了发生骨不连和复发感染的显著风险。生物力学上来说,负重可能导致应力性骨折或骨重建期间的畸形。因此,患者必须保护其移植物好几个月。此外,腓骨近端的显露和切取需避免损伤腓总神经,腓骨的远端必须保留原长度的 1/4,这样才能保证对踝关节的结构和功能没有影响。若出现功能性踝关节不稳定,供腿有继发性踝关节炎的风险。此外,此技术尚存在手术操作难度大、带血管的自体骨来源少等问题,对于以上问题目前解决方法主要是提高术者操作能力、术后严格管理、寻求新的自体骨替代物等。

（二）开放植骨技术

对于伴有皮肤缺损病例，若皮瓣修复困难，或医院不具有皮瓣或带血管的骨移植技术，以及患者不接受皮瓣修复的，开放植骨将是一个理想的选择。

开放植骨的适应证为：①合并局部软组织缺损的感染性骨缺损；②受区的软组织及两缺损端在扩创后血运良好，伤肢远端血运、感觉及功能处于良好状态；③骨感染行一期清创术后残留的腔隙性骨缺损；④胫骨开放骨折合并前内皮肤缺损不大于 4cm×8cm。

开放植骨的注意事项：①清创要彻底。彻底清创是消除感染的重要手段。②固定要可靠。外固定支架可作为首选固定方式。③植骨要充足。采用骨松质粒植骨，原因是骨松质内含有成骨细胞，并且可从周围组织液中得到营养，易使新生血管长入而存活，局部血运的增加也提高抗感染能力。骨松质颗粒尽量细小（<5mm×5mm×5mm），可以增加组织液的接触面积，利于血管新生。位于表层的骨粒因营养摄取不足及脱水等因素最终会坏死。同时，周围软组织压迫、部分骨质吸收等因素会使植骨的直径进一步减小。因此，植骨一定要足量。④引流要充分。开放植骨的特别之处就在于敞开创口，充分引流，防止死腔形成。及时充分的引流出炎性渗液，达到控制感染的目的。⑤选用敏感的抗生素。

开放植骨可分为两期，一期扩创（可数次）待肉芽覆盖创面后二期植骨。其目的就是要彻底消除感染、促进植骨愈合。一期可用 VSD 或者抗生素骨水泥消灭死腔。局部填充抗生素骨水泥的优势在于可使缺损处保持高浓度的敏感药物，利于杀灭致病菌，并为二期植骨提供必要的植骨床和植骨空间，减少了二期植骨时清除骨缺损处形成的肉芽而引起的大量出血；同时，在骨水泥周边形成诱导膜利于植入骨的再生。

扩创后一期开放植骨也被应用于临床。有学者认为感染不是植骨的绝对禁忌证，对于感染时间短、累及范围小、软组织条件较好，清创又彻底的病例，可以将扩创后一期开放植骨作为一种积极的方法。

植骨后可用凡士林纱布覆盖，也可用负压封闭引流，当移植骨面被肉芽组织覆盖后可行游离植皮或皮瓣转移术覆盖创面，可以缩短疗程，但经历过多次手术的患者大多会选择继续换药治疗。就股骨感染性骨缺损的病例而言，感染灶较深，过早闭合创面可能会因引流不畅而使感染复发。

（三）组织工程骨技术

近些年来，组织工程骨技术已经被用于替代传统的骨缺损重建技术，进行了广泛的研究。其原理是从患者自身提取所需的种子细胞，在体外经过细胞培养技术，使其大量增殖，然后把种子细胞放置在合适的细胞支架上，该支架具有良好的生物相容性，其可以是天然的，也可以是人工的。细胞支架为种子细胞提供稳定的增殖空间，并输送营养成分，使其按照支架的形态生长，并提供一定程度的力学强度，即形成具有细胞增殖和代谢活性的组织工程骨，随后将组织工程骨放入到已经清创的骨缺损部位，随着种子细胞的成骨作用，支架材料也开始降解，最终完成骨缺损的修复。组织工程骨技术治疗骨缺损由 Crane 首次提出，之后这一方法被广泛推崇。由于其良好的骨传导和骨诱导能力，为骨缺损的治疗提供了良好的前景，从开始应用于颌面口腔骨缺损逐渐发展到治疗四肢大段骨缺损的有效方法之一。

目前研究表明，自然形成的或者高分子聚合物支架复合骨前体细胞或者生长因子，具有良好的生物相容性和诱导成骨活性。其中，骨形态发生蛋白质（bone morphogenetic protein，BMP）能够诱导人或动物的间充质细胞分化为骨、软骨等组织，具有诱导新骨生成作用。另一个能够促进骨形成的材料是一种可吸收的生物活性玻璃 - 钙磷酸盐水泥，目前正在体外研究，可以增加 BMP 和 TGF-β 表达，促进成骨细胞的黏附和增殖。

（四）干细胞富集技术

人工骨材料作为自体骨的替代材料，可弥补自体骨不足的缺点。但缺乏骨生成特性，单独使用成骨效果不佳，因此只能作为自体骨的补充。间充质干细胞（mesenchymal stem cell, MSC）是一种多能干细胞，以骨髓中含量最高，采集方便，容易获得，在不同条件下可分化为软骨细胞、成骨细胞等。研究表明，利用 MSCs 的成骨特性，将组织工程原理与人工骨结合作为植骨材料，可弥补人工骨缺乏成骨能力的缺陷。植入足够量的干细胞是保证人工骨植骨成功的关键因素之一。然而，人骨髓中干细胞的含量极少，无法获得需求的足够数量，体外培养扩增虽可获得更大数量的干细胞，但需要较长的培养时间，并且有污染、变异的可能以及伦理的限制，需要专业的临床细胞加工实验室，条件严苛。

选择性滞留（selective cell retention, SCR）技术通过富集材料良好的黏附性能及适当的网孔结构，在负压作用下，骨髓中的有效成骨成分如干细胞及促成骨因子等可选择性地滞留于移植材料中，术中即可将构建好的富集材料回植体内。Fitzgibbons 等人提出，浓缩骨髓可与同种异体骨联合使用，增加异体骨的成骨特性。

干细胞富集技术改良的同种异体骨移植物制备方法：首先从髂前上棘抽取骨髓 40~80ml，将颗粒状同种异体骨与骨髓置入干细胞富集器骨髓浓缩器（专利号：ZL 2009 2 0128747）中，循环富集 4~5 次后取出植入骨缺损部位。笔者使用该方法治疗儿童骨缺损方面取得了较好的临床效果。

该方法也存在一定的局限性，MSCs 的数量和活力随着年龄的增加而下降。因此，对于年龄较大者使用此方法可能无法获得足够数量和活力的干细胞，从而导致疗效不佳，如何提高中老年患者的疗效尚待进一步研究。

参 考 文 献

［1］MASQUELET A C, BEGUE T. The concept of induced membrane for reconstruction of long bone defects ［J］. The Orthopedic clinics of North America, 2010, 41（1）: 27-37.

［2］AURÉGAN J C, BÉGUÉ T.Induced membrane for treatment of critical sized bone defect: a review of experimental and clinical experiences［J］. International orthopaedics, 2014, 38（9）: 1971-1978.

［3］GINDRAUX F, LOISEL F, BOURGEOIS M, et al. Induced membrane maintains its osteogenic properties even when the second stage of Masquelet's technique is performed later［J］. European journal of trauma and emergency surgery, 2020, 46（2）: 301-312.

［4］CARERI S, VITIELLO R, OLIVA M S, et al. Masquelet technique and osteomyelitis: innovations and literature review［J］. European review for medical and pharmacological sciences, 2019, 23（2 suppl）: 210-216.

［5］YEGANEH A, MAHMODI M, FARAHINI H, et al. Short-term Outcomes of Induced Membrane Technique in Treatment of Long Bone Defects in Iran［J］. Medical archives（Sarajevo, Bosnia and Herzegovina）, 2016, 70（4）: 284-287.

［6］DIMITRIOU R, MATALIOTAKIS G I, ANGOULES A G, et al. Complications following autologous bone graft harvesting from the iliac crest and using the RIA: a systematic review［J］. Injury, 2011, 42（Suppl 2）: 3-15.

［7］TAYLOR G I, MILLER G D, HAM F J. The free vascularized bone graft. A clinical extension of microvascular techniques［J］. Plastic and reconstructive surgery, 1975, 55（5）: 533-544.

［8］SHEN J, SUN D, YU S, et al. Radiological and clinical outcomes using induced membrane technique combined with bone marrow concentrate in the treatment of chronic osteomyelitis of immature patients［J］. Bone & joint research, 2021, 10（1）: 31-40.

第八章 术后随访

感染性骨缺损患者整个治疗过程应制定详细的随访计划,以便了解患者切口愈合、感染控制、骨缺损修复、功能恢复及并发症情况。

首先,定期观察患者术后切口愈合,若出现切口有渗液、皮肤红肿、湿疹等情况,要进一步检查,明确是否感染未控制及下一步干预方案。

其次,需定期复查血常规、红细胞沉降率、C 反应蛋白、肝肾功能。因为骨感染患者会长疗程使用抗生素,可能会出现肝肾功能损害和过敏等不良反应。定期的血清学监控,能及时了解患者骨感染控制情况及用药后的肝肾功能水平。

第三,术后定期门诊拍摄 X 线片复查。这对于行骨搬移患者,了解其新生骨钙化情况、有无力线偏移等十分重要;对于自体骨或异体骨植骨患者,需了解移植骨生长情况及内固定是否稳定。

第四,术后长期功能指导及基础护理。对于下肢感染性骨缺损患者,通过 X 线片定期了解骨生长情况,根据成骨情况决定肢体负重时间、程度(如确定丢拐时间或完全负重行走)。对于使用外固定装置的患者,随访观察肢体并发症情况(如足下垂、钉道感染等),及时指导病患如何加强锻炼和基础护理,并在严重并发症情况下确定干预方案。

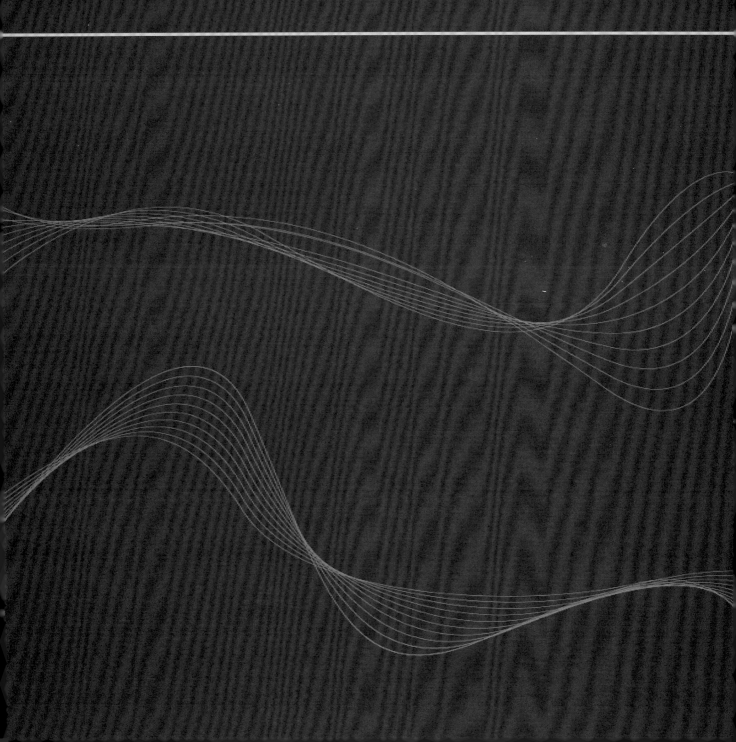

经典病例篇

病例 1   锁骨感染性骨缺损

病史

男，23岁，高坠伤致右锁骨骨折，行右锁骨骨折切开复位内固定术后3周出现切口破溃、流脓。

查体

切口愈合不良，伴少量脓性渗出，内固定螺钉外露。右肩关节活动良好，上肢运动、感觉正常。

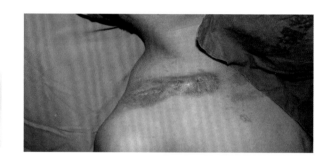

术前检查

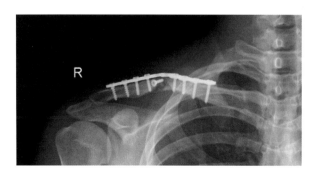

X线片示右锁骨骨折术后内固定在位，骨不连，骨折端略成角畸形。

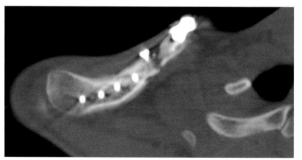

CT示右锁骨骨折术后内固定在位，骨不连，断端存在骨吸收。

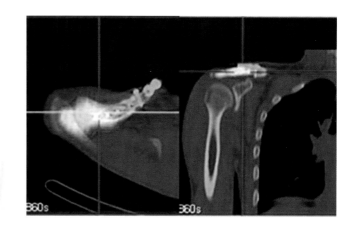

SPECT/CT 融合像示右锁骨局限性代谢异常活跃,符合感染性骨不连表现。

一期术前评估

患者诊断明确,属于 Cierny-Mader A 类Ⅳ型,全身状况良好,能够耐受手术。局部皮肤存在明显窦道及瘢痕,但无急性炎症表现,伸展度良好,术中将窦道及切口边缘瘢痕切除后,可以一期关闭切口。原内置物需要去除,可以实现精准、彻底清创。SPECT/CT 融合像显示病灶范围局限于右锁骨中段骨折区域,清创时需注意避免损伤锁骨下神经、血管,清创后存在骨缺损,需要辅助钢板内固定来稳定断端,防止骨折移位,利于早期肩关节功能锻炼。

一期手术

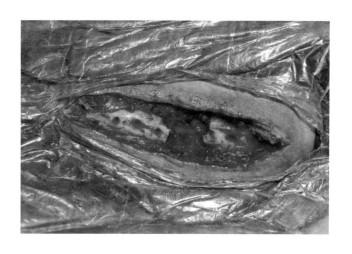

第1步 原切口进入,梭形切除窦道,去除内固定,彻底清创。去除可疑感染骨至可见点状出血。远近端髓腔以电钻扩髓,过氧化氢溶液、碘伏、生理盐水冲洗,彻底清创后形成长约 2cm 的骨缺损。

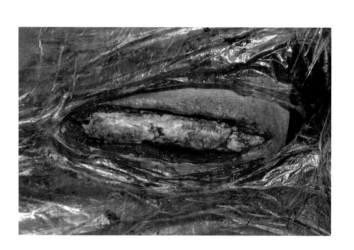

第2步 置入长度合适的重建锁定钢板稳定断端。

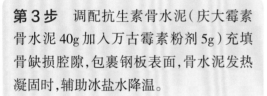

第3步 调配抗生素骨水泥（庆大霉素骨水泥40g加入万古霉素粉剂5g）充填骨缺损腔隙，包裹钢板表面，骨水泥发热凝固时，辅助冰盐水降温。

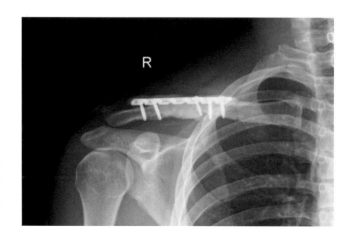

第4步 一期术后X线片示锁骨力线良好，骨缺损部位骨水泥填充饱满，并包裹远近骨端，钢板内固定良好。

二期术前检查

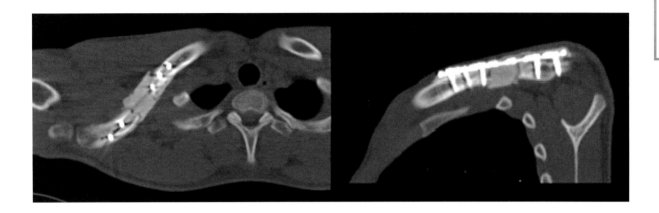

二期术前 CT 示骨水泥填充于骨缺损区域,内固定良好,螺钉周围无骨质吸收。

二期术前评估

　　一期术后 6 周,患者切口愈合良好,周围皮肤无红肿、压痛,皮温正常,红细胞沉降率、CPR 正常,拟行二期骨重建术,术前 CT 提示缺损位于锁骨中段,缺损节段所需骨量约 10ml,取同侧髂前骨松质即可满足植骨需求,术中需更换锁定钢板内固定。

二期手术

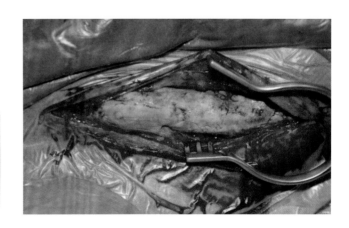

第 1 步　仰卧位按原切口进入术区,显露骨水泥,局部未见明显脓性渗出,表面诱导膜生长良好,术中冷冻切片提示纤维组织增生慢性炎。

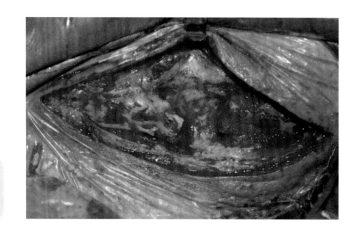

第2步 取出内固定钢板,去除骨水泥,远近端髓腔扩髓,碘伏、生理盐水冲洗。

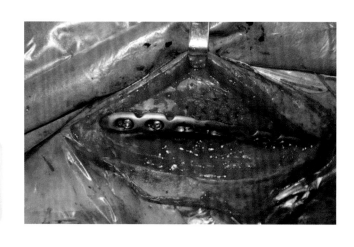

第3步 锁定钢板固定骨缺损端,自体骨松质 10ml 剪成大小约 0.3cm × 0.3cm × 0.3cm 颗粒,植入骨缺损区及远近端髓腔。

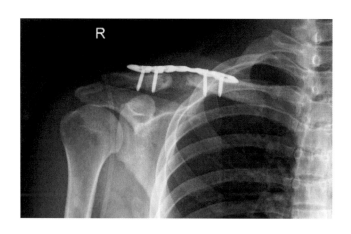

第4步 二期术后 X 线片示右锁骨力线良好,钢板螺钉位置及长度合适,骨缺损区植骨充分。

术后随访

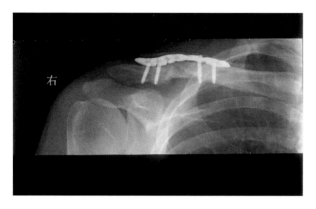

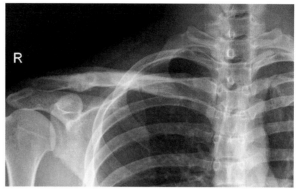

二期术后 4 个月 X 线片,骨愈合良好,内固定无松动,螺钉周围无骨吸收

二期术后 18 个月 X 线片示骨折线完全消失,内固定已取出。

锁骨感染性骨缺损治疗要点

1. 术前根据影像学检查判定感染病灶范围,术中清创时要特别注意避免损伤锁骨下血管、神经。

2. 术中感染清创以内固定为中心,移除内固定物,切除感染骨组织,并清理、切除周围软组织,避免感染病灶残留,实现彻底清创。

3. 该患者清创后锁骨节段性骨缺损,锁骨部位特殊,携带外固定架患者生活极其不便,且影响美观,宜采用钢板内固定,术后早期即可进行肩关节的功能锻炼。

4. 内固定物需要被覆抗生素骨水泥,防止生物膜形成,提供局部高浓度抗生素,杀灭浮游细菌。

5. 本例骨缺损重建所需骨量偏小,取自体髂骨即可满足植骨需求。

病例 2　肱骨近端感染性骨缺损

病史

男,44岁,车祸伤致右肱骨外科颈骨折,伤后于外院行切开复位内固定术,术后20天切口破溃,流脓,局部窦道形成。

查体

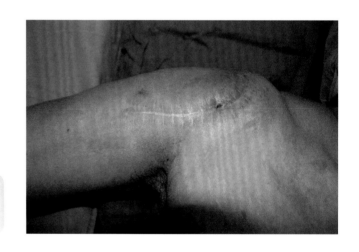

右肩前侧切口中段窦道,黄色渗液,右肩关节无明显压痛,活动轻度受限。

术前检查

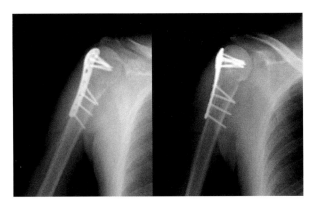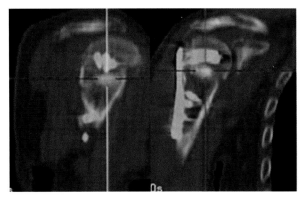

第1步 X线片示右侧肱骨骨折内固定术后，内固定在位，骨折端对位尚可

第2步 SPECT/CT融合像示右肩关节代谢异常活跃，伴局部骨质破坏，邻近软组织肿胀，结合病史考虑感染

一期术前评估

患者诊断明确，属于Cierny-Mader A类Ⅲ型，全身状况良好，能够耐受手术。局部皮肤无急性炎症表现，伸展度良好，预判窦道切除后可以一期关闭切口。SPECT/CT融合像显示病灶范围定位于右肱骨近端骨折区，原内置物需要去除，可以实现精准、彻底清创。因病史较短，骨折未愈合，清创后需要辅助钢板内固定来稳定断端，防止骨折移位，利于早期肩关节功能锻炼。

一期手术

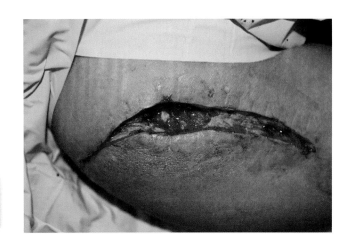

第1步 右肩部前方原切口，切除窦道，见窦道下大量脓性分泌物及坏死组织。

第2步 去除内固定,彻底清除钢板下、髓腔内及周围炎性组织、死骨、脓液。过氧化氢溶液、碘伏、生理盐水冲洗。

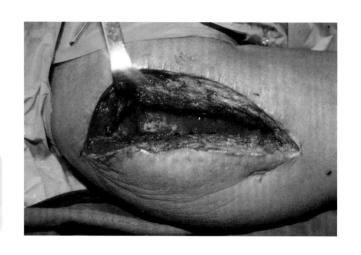

第3步 置入长度合适的锁定加压钢板固定骨缺损远近端。

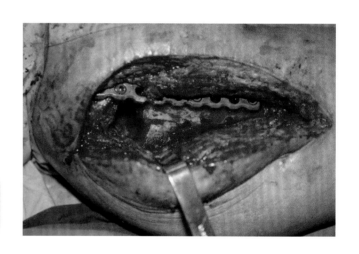

第4步 以庆大霉素骨水泥40g加万古霉素5g调配,充填骨缺损腔隙,同时包裹钢板表面,放置负压引流管。

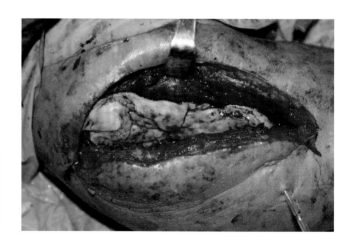

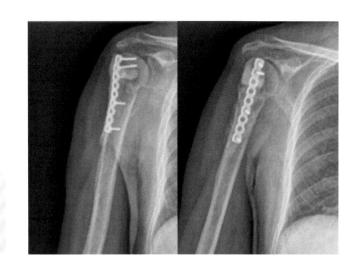

第5步 术后X线片示肱骨力线良好，骨缺损端骨水泥填充饱满，并包裹钢板，内固定位置良好。

二期术前检查

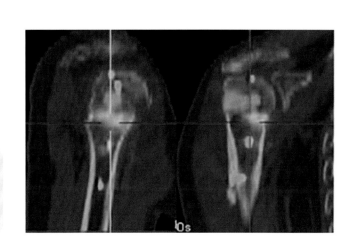

二期术前SPECT/CT融合像示骨水泥填充区域放射性稀疏，邻近骨端代谢活跃，考虑术后改变。

二期术前评估

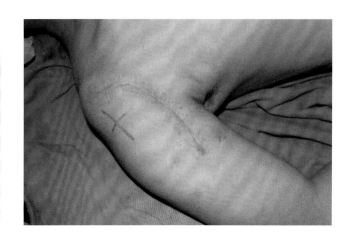

一期术后6周，患者切口愈合良好，周围皮肤无红肿、压痛，皮温正常，红细胞沉降率、CPR正常，拟行二期骨重建术，根据术前影像学检查，骨缺损位于右肱骨近端，缺损区所需骨量约20ml，取同侧髂前骨松质即可满足植骨需求，术中更换肱骨近端锁定钢板内固定。

二期手术

第1步 仰卧位按原切口进入术区,显露骨水泥,表面诱导膜生长良好。术中冷冻切片提示纤维组织增生慢性炎。

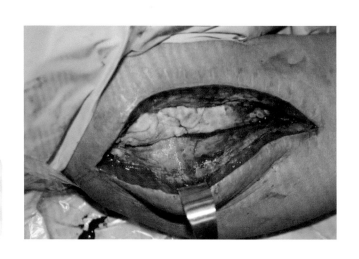

第2步 去除骨水泥,取出内固定钢板,远端髓腔扩髓,碘伏、生理盐水冲洗。

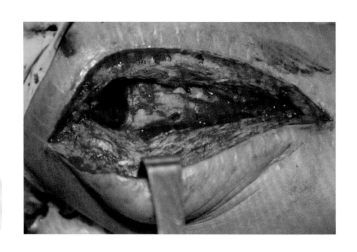

第3步 自体骨松质20ml剪成大小约0.3cm×0.3cm×0.3cm颗粒,植入骨缺损区及远端髓腔,肱骨近端锁定钢板固定。

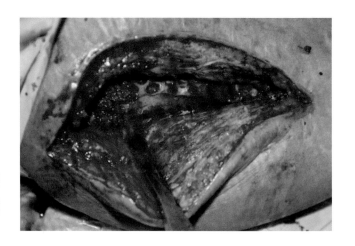

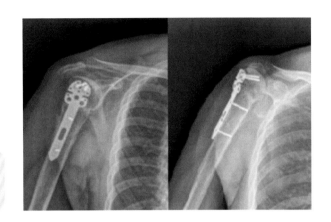

第4步 二期术后X线片示骨缺损区植骨充分。

术后随访

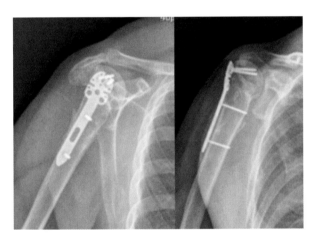

术后1年X线片示骨愈合良好,骨折线消失。

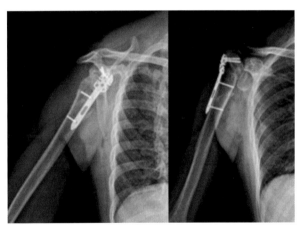

术后2年X线片示骨愈合良好,内固定无松动,螺钉周围无骨质吸收,骨缺损部位骨皮质连续。

肱骨近端感染性骨缺损治疗要点

1. 根据患者外伤手术史、窦道位置以及术前多模式影像学检查判定感染病灶范围。

2. 对于靠近关节部位的感染,术前需要根据查体、影像学检查判断是否合并关节感染,术中清创时要特别注意避免造成医源性肩关节感染。

3. 本例患者骨感染病灶主要位于内固定近端,肱骨外科颈周围,关节囊以及关节稳定结构较多,需要注意平衡彻底清创以及保留肩关节功能的客观需求。

4. 病灶清除后,肱骨近端出现腔隙性骨缺损,且缺损超过骨干1/2,需要稳定缺损端,邻近肩关节,采用外固定架必然对肩关节功能造成影响,清创后宜采用钢板内固定,术后早期即可进行肩关节的功能锻炼。

5. 缺损重建所需骨量根据术前CT三维重建预估,本例缺损骨量20ml,取同侧髂前骨松质,添加少量同种异体骨,保证植骨充分。

病例 3 肱骨远端感染性骨缺损

病史

男,42 岁,高坠伤致右肱骨髁上髁间开放性粉碎性骨折,外院行清创复位克氏针、外固定架固定术,术后伤口红肿、破溃流脓,抗生素及多次扩创手术治疗 1 年无效。

查体

右肘部后外侧窦道,渗液,右肘关节僵硬于 60°

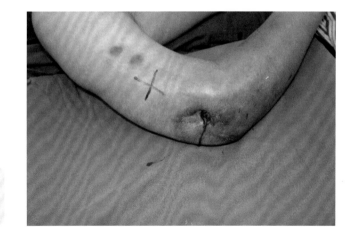

术前检查

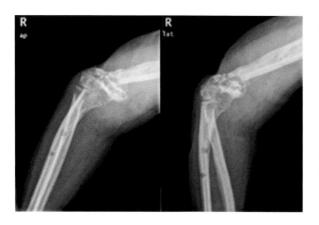 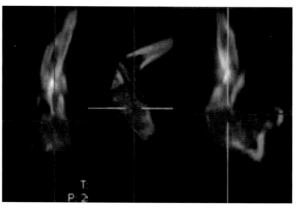

第1步 X线片示右肱骨远端粉碎性骨折术后,周围软组织稍肿胀

第2步 SPECT/CT融合像示右肱骨远端代谢异常活跃,伴相应骨质异常,考虑感染

一期术前评估

　　该患者诊断明确,属于Cierny-Mader B类Ⅳ型,病史较长,全身状况尚可,能够耐受手术。右肘关节僵硬于60°,局部皮肤无急性炎症表现,伸展度尚可,预判窦道切除后可以一期关闭切口。SPECT/CT融合像提示病灶范围定位于右肱骨远端骨折区,散在多个碎骨片,考虑死骨或失活骨组织,术中需彻底清除,同时避免损伤内侧的尺神经,彻底清创后,需要辅助内固定来稳定断端。

一期手术

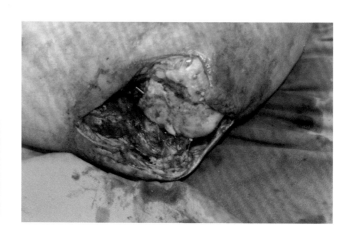

第1步 右肘关节后侧原正中切口,梭形切除窦道周围约0.5cm的皮肤,彻底清除骨折端死骨、脓液,辅助克氏针临时稳定。过氧化氢溶液、碘伏、生理盐水反复冲洗。

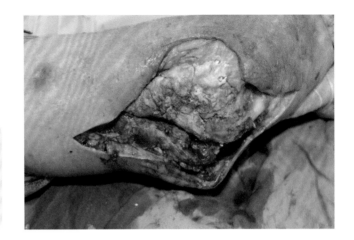

第2步 置入长度合适的重建锁定钢板内固定。取出克氏针,调配抗生素骨水泥(庆大霉素骨水泥40g加万古霉素5g)充填骨缺损腔隙,覆盖钢板表面。

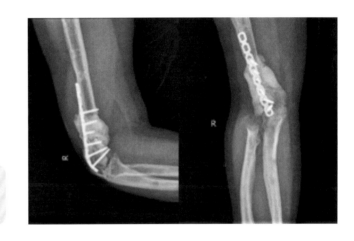

第3步 术后X线片示骨缺损端骨水泥填充饱满,并覆盖钢板表面。

二期术前检查

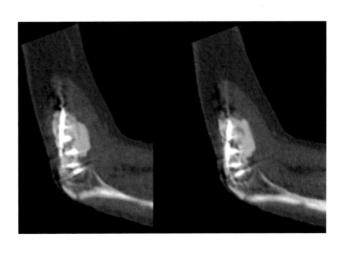

二期术前CT示骨水泥填充于骨缺损区域,内固定良好,螺钉周围无骨质吸收

二期术前评估

一期术后 6 周, 切口愈合良好, 无红肿、压痛, 皮温正常, 红细胞沉降率、CPR 正常, 拟行二期骨重建术, 术前 CT 提示右肱骨远端节段性骨缺损, 适宜采用双钢板内固定。缺损节段所需骨量约 35ml, 拟取自体髂后骨松质植骨。

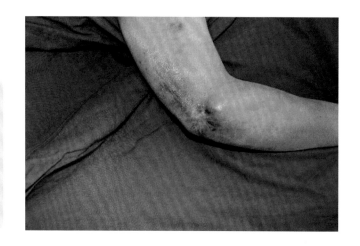

二期手术

第1步 仰卧位按原切口进入术区, 显露骨水泥, 表面诱导膜生长可, 术中冷冻切片提示纤维组织增生慢性炎伴坏死。

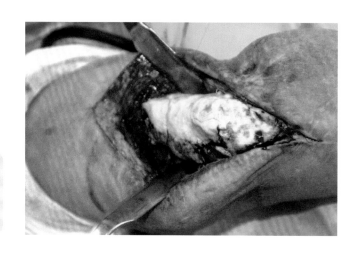

第2步 取出原内固定钢板, 去除骨水泥, 近端髓腔扩髓, 碘伏、生理盐水冲洗。两块重建锁定钢板固定骨缺损远近端, 自体骨松质 35ml 剪成大小约 0.3cm × 0.3cm × 0.3cm 颗粒, 植入骨缺损区及近端髓腔。

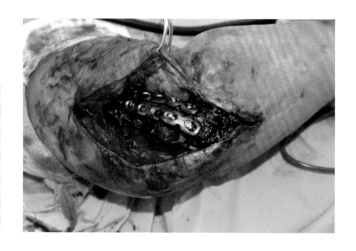

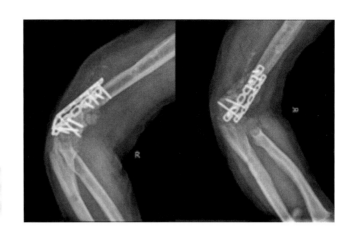

第3步 二期术后X线片示骨缺损区植骨充分。

术后随访

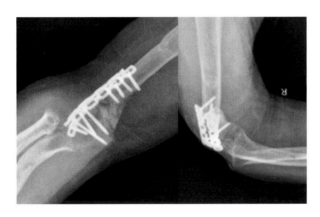

术后1、2年X线片示骨愈合良好，内固定无松动，螺钉周围无骨吸收。

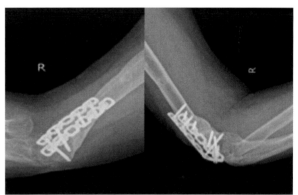

术后2年X线片示骨愈合良好，内固定无松动，螺钉周围无骨质吸收，骨缺损部位骨皮质连续。

肱骨远端感染性骨缺损治疗要点

1. 本例病灶位于肘关节，患者有多次手术病史，局部软组织粘连较重，解剖层次混乱，术中清创时要特别注意避免尺神经损伤。

2. 术中使用止血带，保证手术视野清晰，有利于彻底清除感染病灶。

3. 该患者肘关节术前已强直，清创可不考虑保留关节软骨等重要结构，清创后肱骨远端尚有部分骨质可用于固定，固定方式可使用内固定或外固定。

4. 二期缺损重建需要考虑如何坚强固定，本例患者节段性骨缺损，使用双钢板固定，术后避免患肢提拉重物及旋转活动。

病史

  女，49 岁，机器压伤致右尺骨开放性骨折，急行切开复位内固定术，术后切口破溃、流脓，行多次清创术，效果不佳，转院行内固定取出、骨水泥填充术，术后切口仍反复流脓。

查体

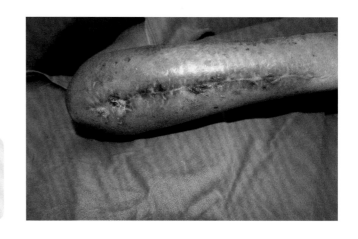

  右前臂尺侧窦道、流脓。右肘关节固定于 110°位，屈伸功能障碍，右前臂旋转功能丧失，腕关节下垂畸形。

术前检查

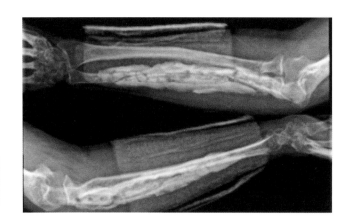

第1步 X线片示右尺骨中段骨质缺如，可见高密度影

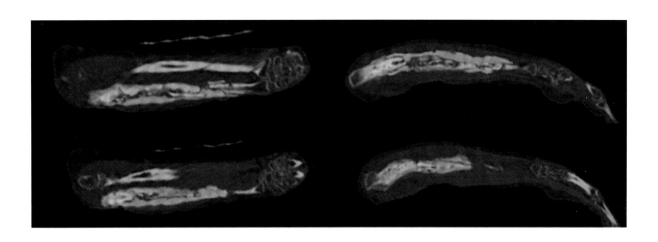

第2步 SPECT/CT 融合像示右尺骨中上段术后，骨水泥充填区放射性分布稀缺，邻近骨质血供丰富，代谢异常活跃，考虑慢性骨髓炎。

一期术前评估

患者诊断明确，属于 Cierny-Mader A 类Ⅳ型，全身状况可，能够耐受手术。肘关节固定于 110°位，屈伸功能障碍，局部皮肤无急性炎症表现，伸展度良好，预判窦道切除后可以一期关闭切口。SPECT/CT 融合像显示右尺骨下段节段性骨缺损，中上段部分骨缺损，术中可能需截除剩余部分骨质，清创后需采用内固定维持局部稳定性，利于早期肘关节功能锻炼。

一期手术

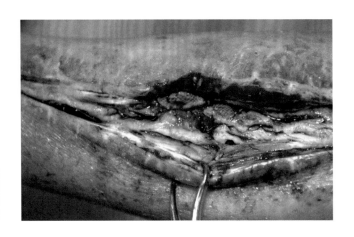

第1步　右前臂尺侧原切口进入,梭形切除窦道,显露病灶部位。

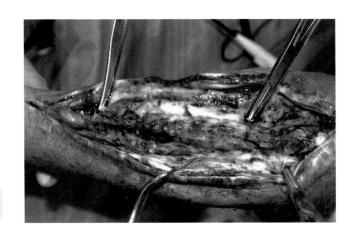

第2步　去除骨水泥,彻底清创。

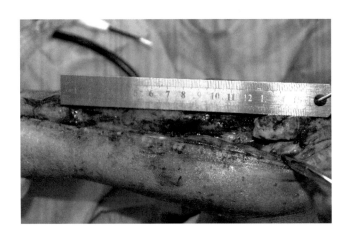

第3步　冲洗后测量骨缺损约12cm。

第4步 置入重建锁定钢板稳定骨缺损端。

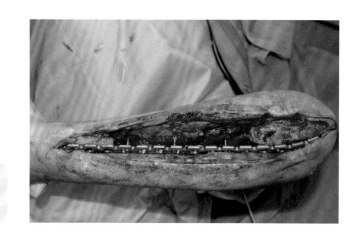

第5步 抗生素骨水泥填充骨缺损并包裹内固定钢板。

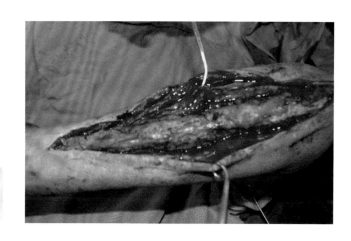

第6步 一期术后X线片示右尺骨力线良好,骨缺损区骨水泥填充饱满,并包裹远近骨端,钢板内固定位置良好。

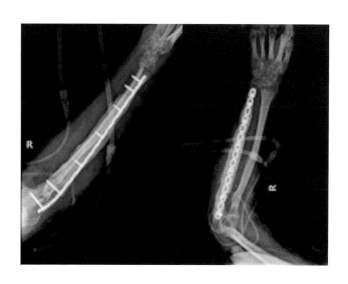

二期术前检查

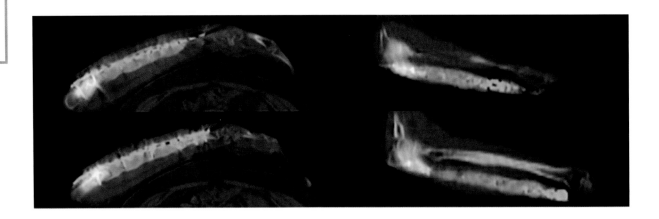

SPECT/CT 融合像示右尺骨骨水泥充填区放射性分布稀缺,邻近骨端代谢活跃,考虑术后改变。

二期术前评估

一期术后 8 周,切口愈合良好,无红肿、压痛,皮温正常,红细胞沉降率、CPR 正常,右肘关节屈伸活动度 50°~120°,拟行二期重建。右尺骨节段性骨缺损 12cm,体积约 60ml,拟取髂后骨松质 40ml,同时备同种异体骨 30ml。更换重建锁定钢板内固定。

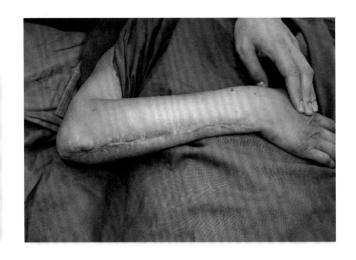

二期手术

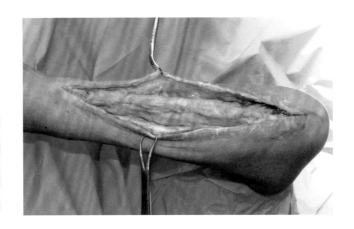

第1步 右前臂尺侧原切口进入,显露骨水泥,见诱导膜生长良好。术中冷冻切片提示纤维血管组织增生、慢性炎伴多核巨细胞反应。

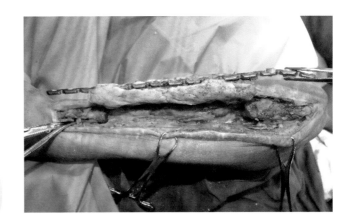

第2步 去除骨水泥,取出内固定钢板。

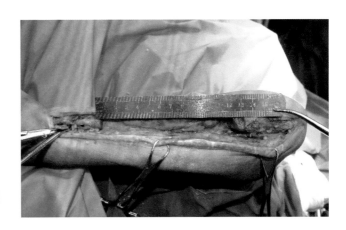

第3步 测量骨缺损约 12cm。

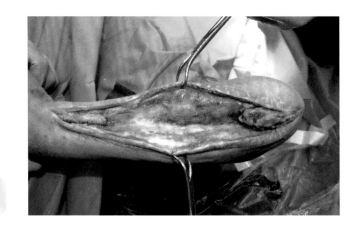

第4步 碘伏、生理盐水充分冲洗。

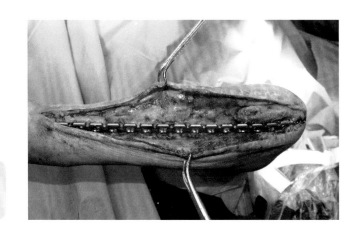

第5步 打通近远端髓腔,更换重建锁定钢板内固定。

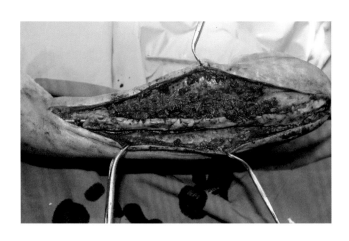

第6步 抗生素骨水泥包裹内固定钢板后,自体骨松质(45ml)加同种异体骨(15ml)植骨。

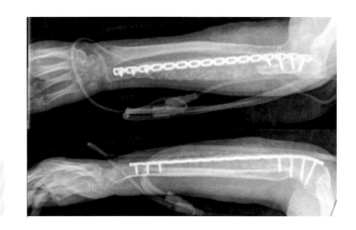

第7步 术后 X 线片示右尺骨力线良好,骨缺损区植骨充分。

术后随访

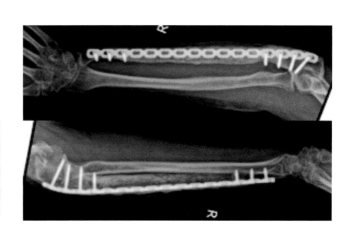

术后 6 个月 X 线片提示骨愈合,内固定无松动,钢板侧皮质化欠佳。右肘关节屈伸活动度约 40°~150°,腕关节屈伸活动正常。

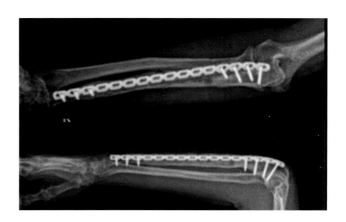

术后 2 年 X 线片示移植骨愈合良好,右肘腕关节屈伸活动正常。

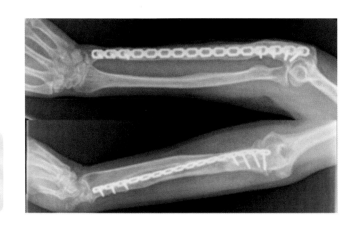

术后4年X线片示移植骨皮质化良好,右肘腕关节屈伸活动正常,右前臂旋转功能正常。

尺骨感染性骨缺损治疗要点

1. 术前预判患者感染范围广泛,累及大部分尺骨,术前决策必须考虑最坏情况并准备相应手术方式。

2. 尺骨长节段骨缺损,单纯使用重建锁定钢板无法达到坚强固定的目的,但骨水泥与钢板结合可获得相对坚强固定,术后早期即可进行肘腕关节屈伸功能锻炼。

3. 二期缺损重建所需骨量根据术前CT三维重建预估,采用诱导膜内植骨,单钢板固定,术后前臂悬吊,避免旋转功能锻炼。

4. 该患者在外院多次清创,尺骨整段切除,局部填塞抗生素骨水泥,感染仍未控制,可见术前对感染病灶的判断,术中360°软组织清创对于骨感染控制至关重要。

病例 5　股骨近端感染性骨缺损

病史

男,27 岁,重物砸伤致右股骨转子间开放性骨折,外院胫骨结节牵引 2 周后行切开复位内固定术,术后 2 个月切口破溃流脓,伴高热 39.0℃,反复清创、换药后无明显好转。

查体

切口远端可见窦道,右髋关节活动良好。

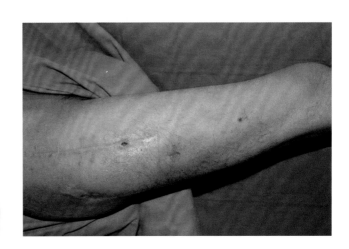

术前检查

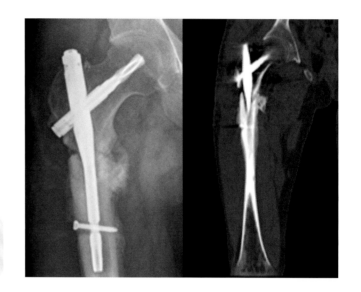

第1步 X线片及CT示右股骨内固定在位,断端存在骨吸收、骨不连。

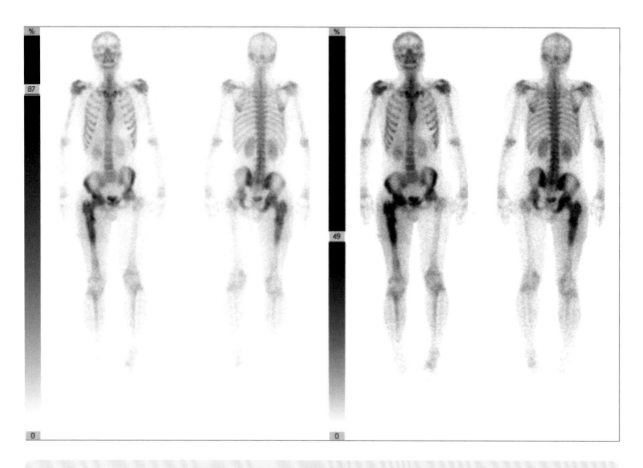

第2步 全身骨显像示右股骨局限性中上段代谢异常活跃,符合慢性骨髓炎表现。

一期术前评估

　　患者诊断明确,属于 Cierny-Mader A 类Ⅳ型,全身状况良好,能够耐受手术。髋关节活动正常,局部皮肤无急性炎症表现,窦道切除后可以一期关闭切口。核素骨显像提示病灶位于右股骨近端内固定周围,去除原内固定,髓腔扩髓,螺旋刀片及远端锁钉钉道扩创,清创后需采用内固定维持局部稳定性,利于早期髋关节功能锻炼。

一期手术

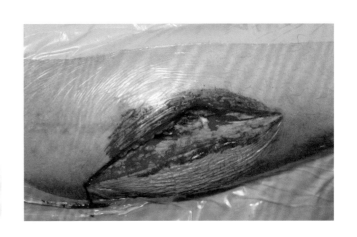

第1步 右大腿外侧原切口,梭形切除窦道周围约 0.5cm 的皮肤。

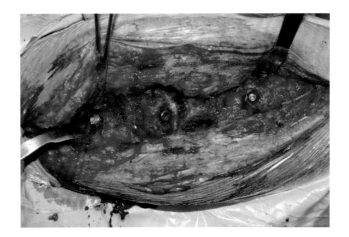

第2步 显露病灶部位。

第3步 取出髓内钉,股骨近端缺损区炎性坏死组织充填,髓腔及股骨干周围见大量脓性分泌物。

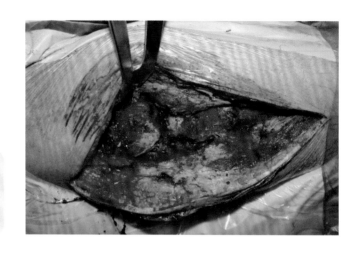

第4步 彻底清除所有脓性组织、炎性坏死组织、死骨至可见点状出血。电钻打磨股骨颈螺钉及远端锁钉钉道,远端髓腔以扩髓钻扩髓,过氧化氢溶液、碘伏、生理盐水冲洗。

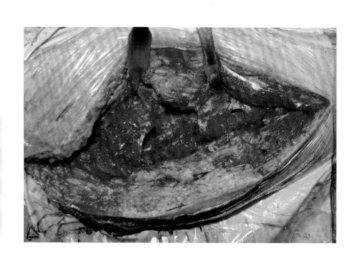

第5步 置入长度合适的LISS钢板内固定,以抗生素骨水泥40g加万古霉素5g调配,制作抗生素骨水泥棒填塞髓腔及股骨颈螺钉钉道。

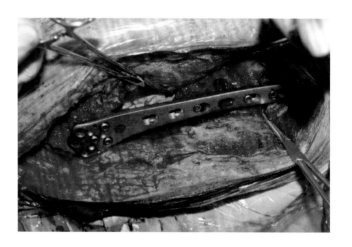

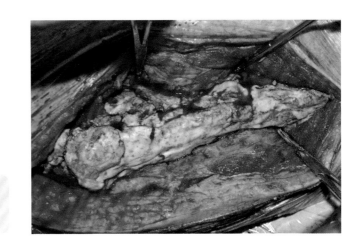

第6步 抗生素骨水泥填充骨缺损并包裹钢板。

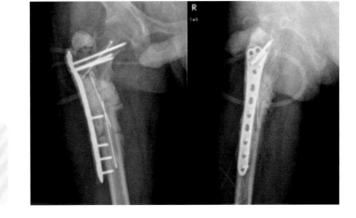

第7步 一期术后 X 线片示骨水泥填充骨缺损区,骨水泥棒填充髓腔及股骨颈螺钉钉道。

二期术前检查

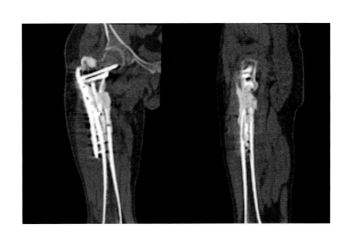

第1步 二期术前 CT。

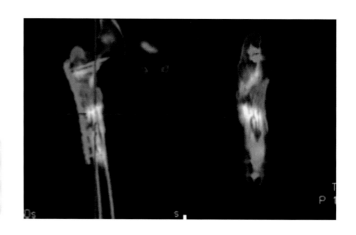

第2步 SPECT/CT 融合像示右股骨术后改变,骨水泥充填区放射性分布稀缺,邻近骨端代谢明显活跃,考虑术后改变。

二期术前评估

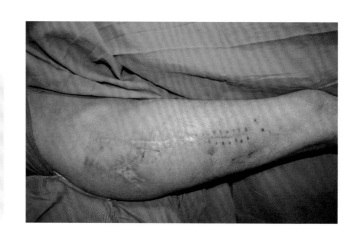

术后6周,切口愈合良好,周围皮肤无红肿、渗液,红细胞沉降率、CRP正常。拟行二期骨重建,右股骨近端节段骨缺损3.5cm,估算骨量约70ml,拟取自体髂后骨松质50ml,备同种异体骨30ml,更换髓内钉内固定。

二期手术

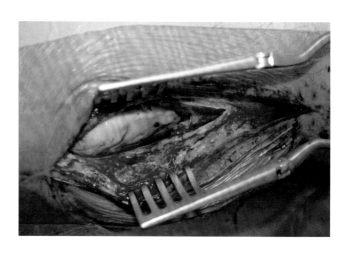

第1步 仰卧牵引位按原切口进入术区,显露骨水泥。

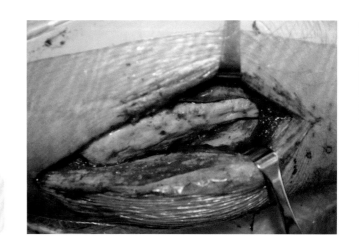

第2步 表面诱导膜生长良好。术中冷冻切片提示肉芽组织增生伴死骨形成。

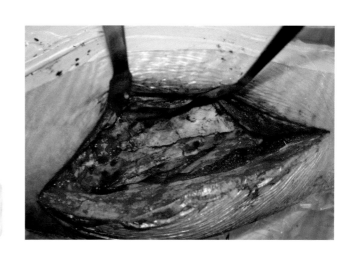

第3步 去除钢板表面骨水泥,取出内固定钢板。

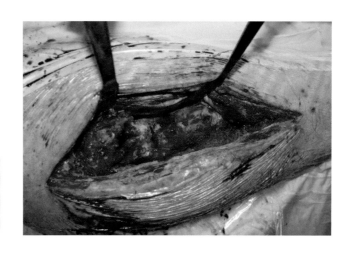

第4步 去除缺损部位及髓腔和钉道内骨水泥占位,再次清创后近远端髓腔扩髓、碘伏、生理盐水冲洗。

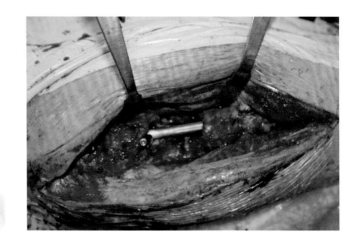

第5步 采用髓内钉内固定。

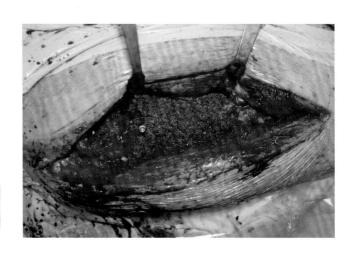

第6步 自体髂后骨松质（50ml）混合同种异体骨（20ml）植骨。

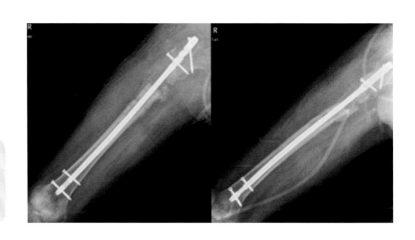

第7步 二期术后X线片示右股骨力线良好,骨缺损区植骨充分,髓内钉固定位置良好。

术后随访

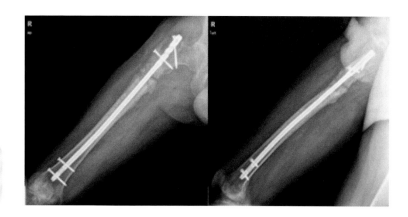

术后6个月X线片提示骨愈合，髓内钉无松动。

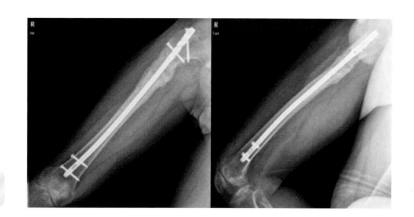

术后1年X线片。

股骨近端感染性骨缺损治疗要点

1. 解剖位置特殊，术中无法使用止血带，术前应充分预估出血，术中注意压迫和电凝止血，保证视野清晰，便于彻底清创。

2. 内固定术后感染一般情况下感染病灶位于内固定周围，术前需根据影像学检查精准定位，髓内钉内固定术后感染要特别注意避免遗漏股骨颈螺钉及锁钉钉道可能存在的感染病灶。

3. 原内固定物必须去除，髓腔扩髓，股骨颈螺钉及远端锁钉钉道扩创，避免感染病灶残留。

4. 股骨近端感染邻近髋关节，采用外固定架必然对髋关节功能造成影响，清创后宜采用钢板内固定，术后早期即可进行髋关节的功能锻炼。

5. 二期重建使用髓内钉内固定，符合股骨近端生物力学特点，髓内钉占位可减少重建所需骨量。

6. 缺损重建所需骨量根据术前CT三维重建预估，因股骨近端膨大，即使短节段骨缺损所需骨量仍然较大，建议取髂后骨松质植骨，酌情添加同种异体骨，保证植骨充分。

病史

男，21岁，车祸致左股骨中段粉碎性骨折，伤后于外院行切开复位钢板螺钉内固定术，术后2年出现大腿中段内侧窦道，流脓，外院行内固定物取出及灌洗引流术，术后1个月原窦道再次流脓。

查体

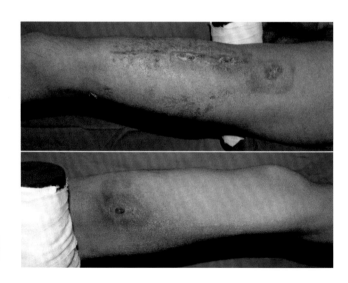

左大腿中段内侧见直径2cm窦道。

术前检查

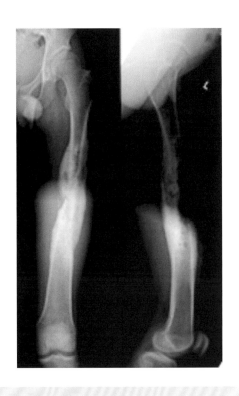

第1步 X线片示左侧股骨干形态不规则，可见团片状致密影，边界欠清，其周围见片状骨质密度影；髓腔密度增高；可见多个穿凿样骨质破坏。

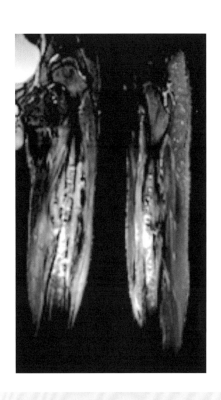

第2步 MRI示左侧股骨中段骨干增粗、形态不规则，骨皮质明显增厚。髓腔变窄，其内信号不均，见片状等T1长T2信号影。

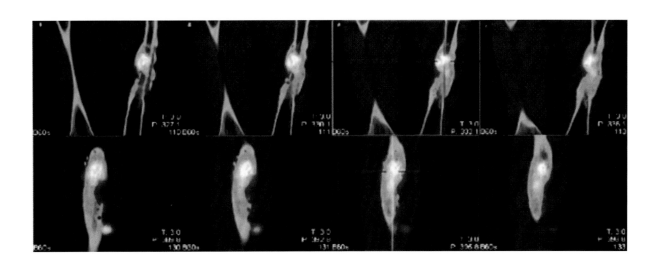

第3步 SPECT/CT融合像示左股骨中段代谢异常活跃，伴局部形态失常，骨干不均匀增粗，表面欠光整，部分区域骨质缺如，符合慢性骨髓炎表现。

一期术前评估

患者诊断明确,属于 Cierny-Mader A 类Ⅳ型,全身状况良好,能够耐受手术。局部皮肤无急性炎症表现,伸展度良好,预判窦道切除后可以一期关闭切口。SPECT/CT 融合像显示病灶范围位于左股骨中段,考虑患者经多次清创手术,股骨前内侧缺损较大,剩余骨质存在夹层,死骨残留,拟行股骨中段病灶骨组织 En-block 切除。清创后需采用内固定维持缺损端稳定,利于早期功能锻炼。

一期手术

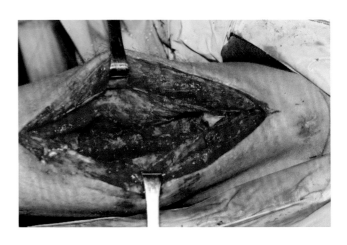

第1步 行股骨中段病灶骨组织En-block 切除。

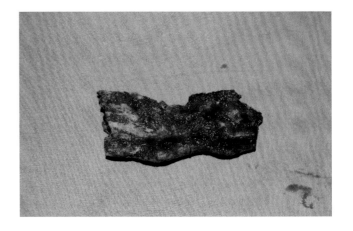

第2步 截除的病灶骨组织。

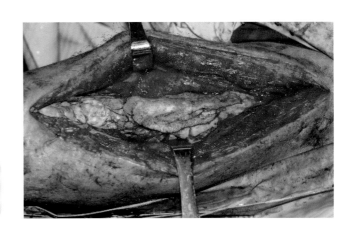

第3步 钢板内固定,抗生素骨水泥充填骨缺损,同时包裹内固定钢板。

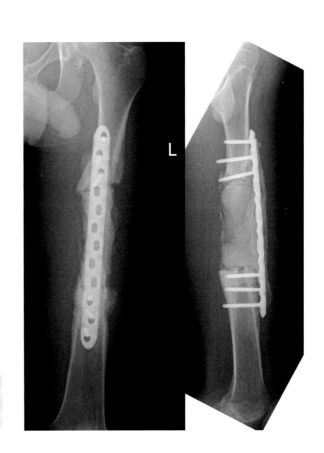

第4步 一期术后X线片示骨水泥填充骨缺损,钢板内固定稳定缺损端。

二期术前检查

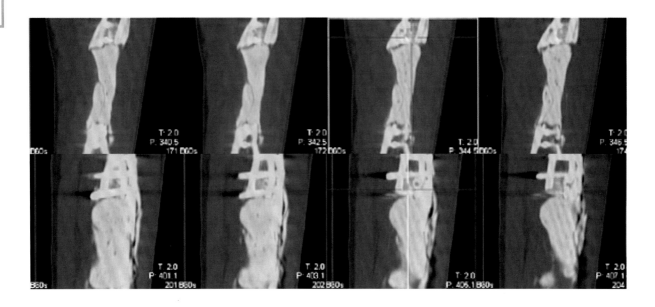

二期术前 SPECT/CT 融合像示左股骨术后改变,骨水泥充填区放射性分布稀缺,邻近骨端代谢稍显活跃,考虑术后改变。

二期术前评估

第1步 一期术后6周,患者切口愈合良好,窦道闭合,周围皮肤无红肿、压痛,皮温正常,红细胞沉降率、CPR 正常,拟行二期重建。骨缺损节段长约11cm,适合髓内钉固定,植骨需要骨量大,采取自体骨、同种异体骨植骨。

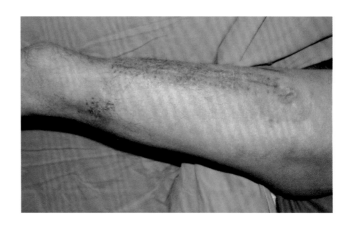

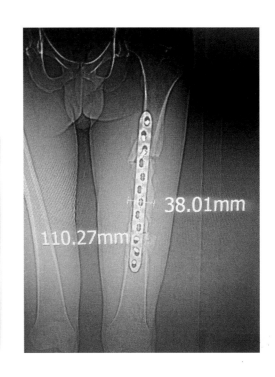

第2步 术前CT测量,充分预估骨缺损体积,约125ml(1.9cm×1.9cm×3.14cm×11cm)。术中以生理盐水加1支肝素配成13ml混合液,分装于3支20ml注射器中,俯卧位以骨穿针于右髂后多点穿刺抽取骨髓分装于3支预充肝素的20ml注射器中,总量约60ml。取同种异体骨70ml,通过干细胞富集器对同种异体骨进行干细胞富集后备用。取单侧髂后骨松质60ml备用。考虑髓内钉占位,可适当减少异体骨用量。

二期手术

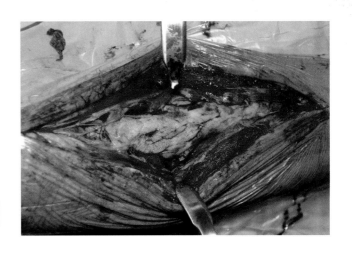

第1步 仰卧牵引位按原切口进入术区,显露骨水泥,见表面诱导膜生长良好。术中冷冻切片提示纤维组织增生伴慢性炎。

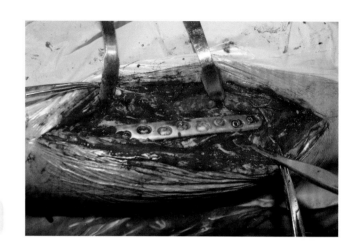

第2步 去除骨水泥,显露内固定钢板。

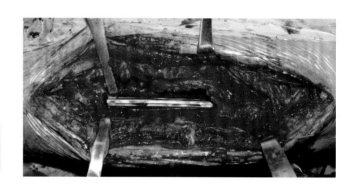

第3步 取出内固定钢板,再次清创,冲洗后,打入髓内钉固定。

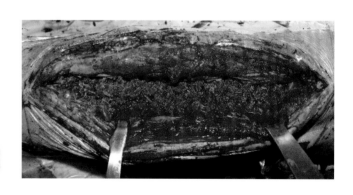

第4步 骨缺损部位充分植骨。

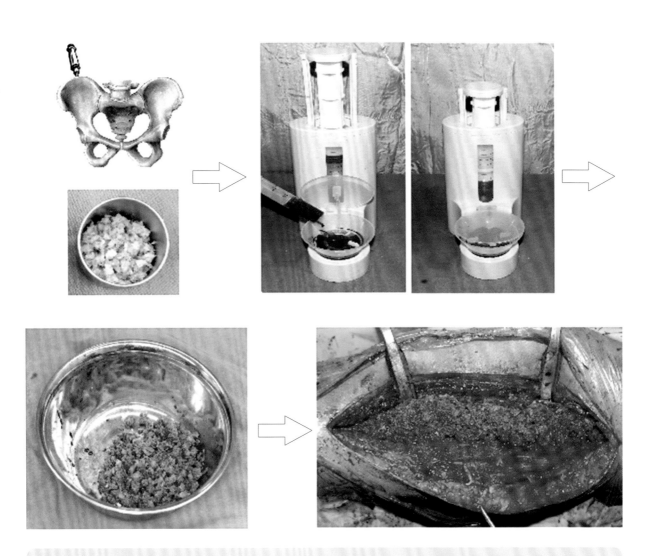

第5步 富含自体干细胞的同种异体骨制备操作示意图。

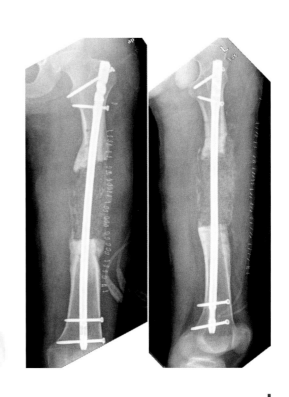

第6步 摄二期术后X线片。

术后随访

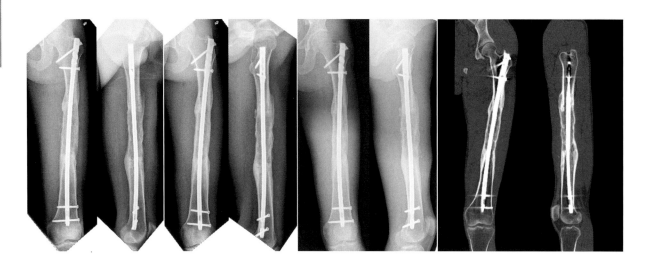

术后第 1、2、4 年的 X 线片及术后第 4 年的 CT 成像。

股骨中段感染性骨缺损治疗要点

1. 术中无法使用止血带,术前应充分预估出血,术中注意压迫和电凝止血,保证视野清晰,便于彻底清创。

2. 术前需根据影像学检查精准定位,避免遗漏周围软组织感染病灶。

3. 采用外固定架固定必然对患者的日常活动带来诸多不便,清创后宜采用钢板内固定,术后早期即可进行功能锻炼,对日常活动影响较小。

4. 二期重建使用髓内钉内固定,生物力学优势明显,髓内钉占位可减少重建所需骨量。

5. 缺损重建所需骨量根据术前 CT 三维重建预估,建议取一侧髂后骨松质,添加同种异体骨,保证植骨充分。

6. 文献报道同种异体骨(未富集干细胞)与自体骨混合的比例为 1∶3~2∶3,而经过干细胞富集的同种异体骨增加了成骨活性,可适当增加异体骨用量达到 50% 以上。

7. 自体骨与异体骨均剪成大小约 0.3cm×0.3cm×0.3cm 颗粒,有利于成骨。

8. 髂后取骨遗留的骨缺损以骨水泥充填或者植入同种异体骨,并于切口内放置负压引流管。

病例 7 股骨中段感染性骨缺损（髓内钉内固定术后）

病史

男,29 岁,摔倒致右股骨干骨折,外院行切开复位髓内钉内固定术,术后 4 个月出现右大腿肿痛,夜间发热,最高 39℃,彩超提示骨折端囊性占位,治疗 1 周无明显效果。

查体

右大腿中段压痛明显,未见窦道。髋膝关节活动良好。

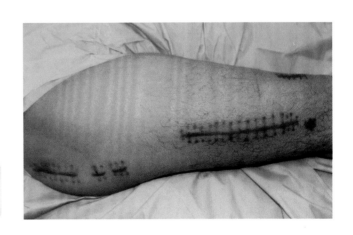

术前检查

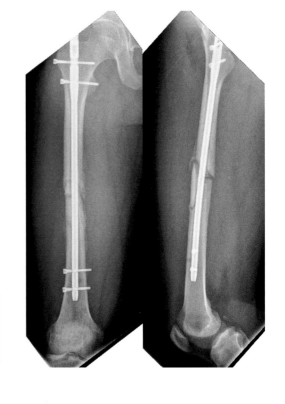

第1步 X线片示右股骨干骨折,髓内钉固定在位,中下段骨皮质不规则增厚、边缘毛糙,骨折断端骨不连。

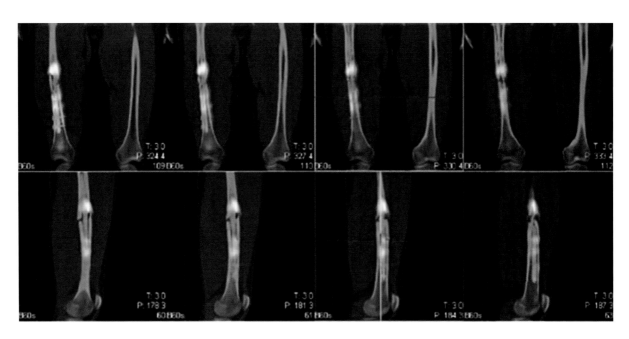

第2步 SPECT/CT 融合显像示右股骨代谢异常活跃,以骨折端明显,考虑感染;蝶形骨折块代谢明显降低,考虑死骨。

一期术前评估

患者诊断明确,属于 Cierny-Mader A 类Ⅳ型,全身状况良好,能够耐受手术。髋膝关节活动良好,局部皮肤无急性炎症表现,伸展度良好,可以一期关闭切口。SPECT/CT 融合像显示病灶范围为右股骨骨折部位及远端髓腔感染,骨折端游离的蝶形骨折块无核素浓聚,考虑为死骨,清创后需采用内固定维持缺损端稳定,防止骨折移位,利于早期功能锻炼。

一期手术

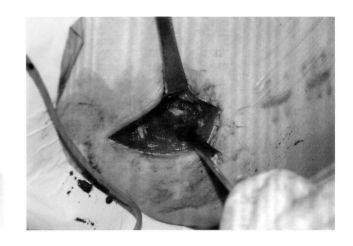

第1步 右髋部切口见稀薄淡黄色脓液流出。

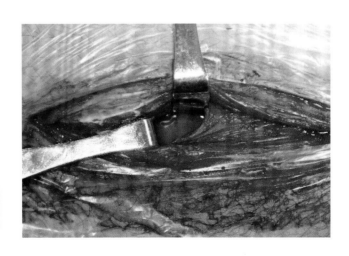

第2步 右大腿中段外侧切口见稀薄淡黄色脓液流出。

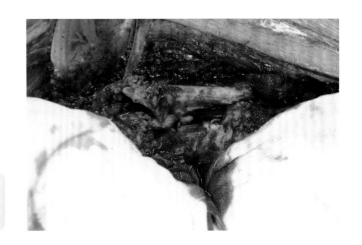

第3步 蝶形骨块颜色苍白,与周围骨组织分界线明显,考虑死骨予以切除。

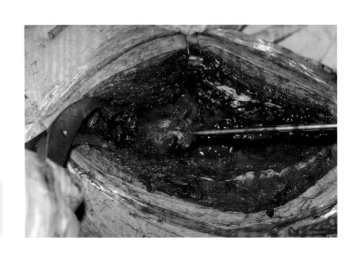

第4步 扩髓钻近远端扩髓,髓腔内大量炎性坏死组织。

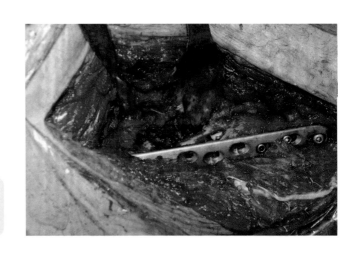

第5步 彻底清创冲洗后,抗生素骨水泥棒填充髓腔,钢板内固定。

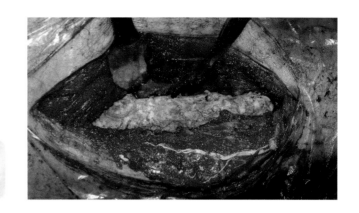

第6步 抗生素骨水泥填充骨缺损并包裹内固定钢板。

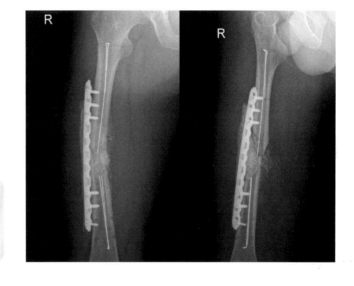

第7步 一期术后X线片示右股骨稍向外侧成角,骨缺损端骨水泥填充充分,并包裹内固定钢板。

二期术前检查

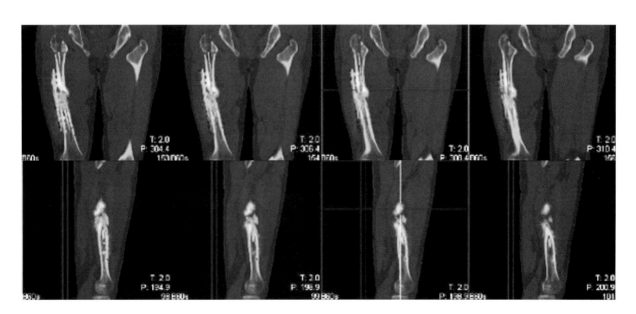

SPECT/CT融合像示右股骨中段骨水泥填充区放射性稀缺,邻近骨端代谢活跃,考虑术后改变。

二期术前评估

术后6周切口愈合良好，周围皮肤无红肿、压痛，皮温正常，患肢疼痛缓解，红细胞沉降率、CPR正常，拟行二期重建。节段性骨缺损，前外侧长约5cm，后内侧长约1cm，估算骨缺损体积约50ml，适合髓内钉固定，采取自体髂后骨松质植骨重建骨缺损。

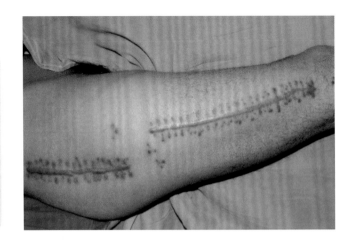

二期手术

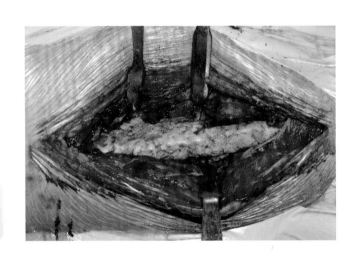

第1步 仰卧牵引位按原切口进入术区，显露骨水泥及内固定钢板。

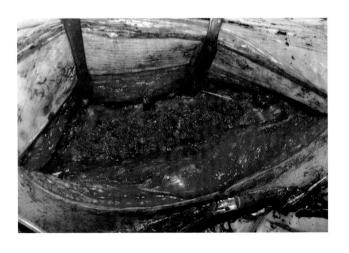

第2步 术中冷冻切片提示纤维组织增生伴慢性炎。再次彻底清创后置入髓内钉固定，取同侧髂后自体骨50ml植骨。

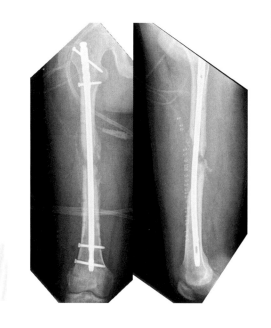

第3步 二期术后 X 线片示右股骨髓内钉内固定术后,力线良好,骨缺损区植骨充分。

术后随访

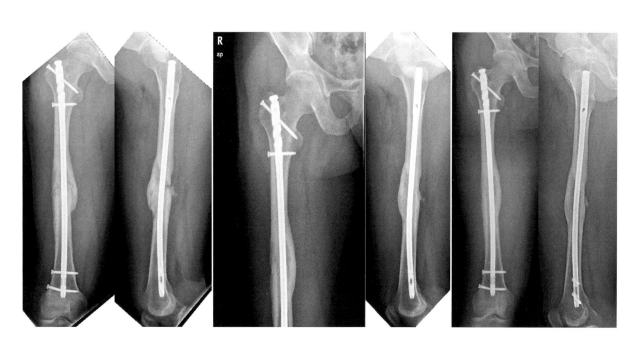

术后第 1、2、4 年 X 线片示骨愈合良好,内固定无松动,植骨区皮质化良好。

股骨中段髓内钉内固定术后感染性骨缺损治疗要点

1. 术中无法使用止血带,术前应充分预估出血,术中注意压迫和电凝止血,保证视野清晰,便于彻底清创。

2. 感染病灶清除需去除原髓内钉,进行扩髓,注意尾帽及近端锁钉位置可能存在隐匿性感染,骨折端感染易向远端流注,在远端锁钉位置形成病灶,清创过程中避免遗漏。

3. 采用外固定必然对患者的日常活动带来诸多不便,清创后宜采用钢板内固定,术后早期即可进行功能锻炼。

4. 髓腔内填塞骨水泥棒占位,内固定螺钉穿透单层皮质固定,术后只能满足功能锻炼要求,禁止负重。

5. 二期重建使用髓内钉内固定,生物力学优势明显,髓内钉占位可减少重建所需骨量。

6. 缺损重建所需骨量根据术前 CT 三维重建预估,建议取一侧髂后骨松质,酌情添加同种异体骨,保证植骨充分。

髓内钉感染清创示意图

A:尾帽;B:近远端锁钉;C:髓内钉钉体;D:骨折端。

1. 去除髓内钉,进行全髓腔扩髓。

2. 注意尾帽及近端锁钉位置可能存在隐匿性感染,清创过程中避免遗漏。

3. 骨折端为重点清创部位。

4. 感染易向远端流注,在远端锁钉位置形成病灶,可局部开窗扩创。

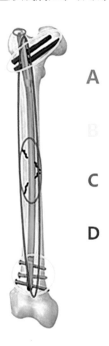

病例 8　股骨远端感染性骨缺损

病史

　　男,18 岁,车祸伤致右股骨远端粉碎性骨折、右胫腓骨开放性骨折,外院行组合式外固定架固定,术后 1 个月右大腿流脓,三次行"右股骨骨髓炎清创引流术、抗生素链珠置入术",效果差,局部脓肿形成。

查体

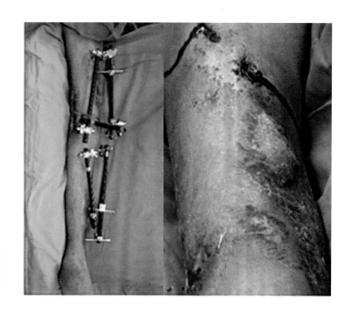

右下肢跨膝关节外固定架固定,大腿远端内侧可扪及皮下波动感。

术前检查

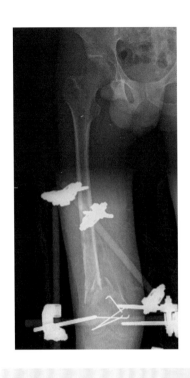

第1步 X线片示右股骨远端粉碎性骨折外固定术后,骨不连。

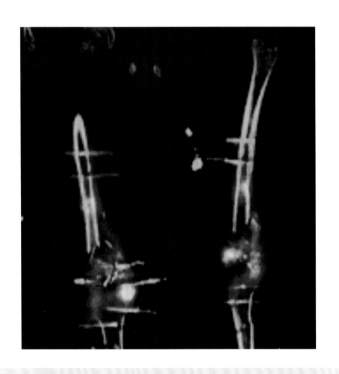

第2步 SPECT/CT 融合像示右股骨远端血供异常丰富,代谢异常活跃,伴相应骨质及软组织异常,考虑感染,伴骨不连。

一期术前评估

　　患者诊断明确,属于 Cierny-Mader A 类Ⅳ型,全身状况良好,能够耐受手术。局部皮肤软组织条件尚可,外侧入路清创后可以一期关闭切口。内侧脓肿需另作切口清创。SPECT/CT 融合像显示病灶范围定位于右股骨远端骨折区域,骨折端游离碎骨块及骨折近端无核素浓聚,考虑为死骨,拟行 En-block 切除。清创后需采用内固定维持缺损端稳定,利于早期膝关节功能锻炼。

一期手术

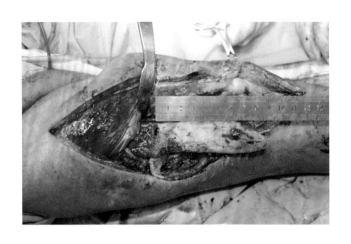

第1步 外侧原切口进入,清除断端游离死骨块,见骨折近端长约9cm的骨质颜色发白,考虑死骨,予整段截除。

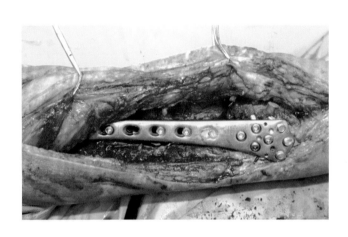

第2步 清创后过氧化氢溶液、碘伏、生理盐水反复冲洗,LISS钢板内固定。

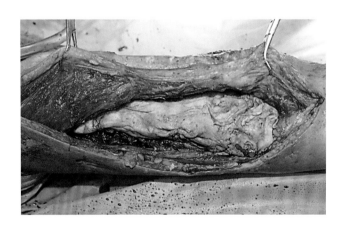

第3步 抗生素骨水泥填充骨缺损,并包裹内固定钢板。

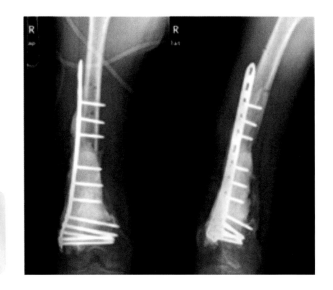

第4步 一期术后X线片示右股骨力线尚可,骨缺损处骨水泥填充饱满,并包裹内固定钢板。

二期术前检查

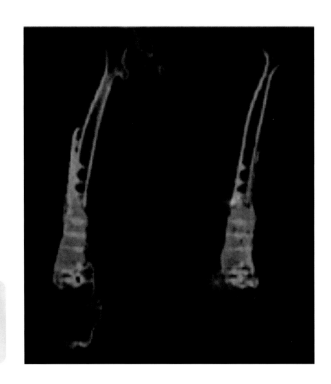

SPECT/CT融合像示右股骨下段骨水泥填充区放射性分布稀缺,邻近固端及固定针道区域代谢活跃,考虑术后改变。

二期术前评估

一期术后6个月,内外侧切口均愈合良好,周围皮肤无红肿、压痛,皮温正常,红细胞沉降率、CPR正常,拟行二期重建,骨缺损节段长约9cm,所需骨量大(股骨远端膨大),结合患者年龄,自体骨来源相对有限,适合行截骨骨搬移重建骨缺损。

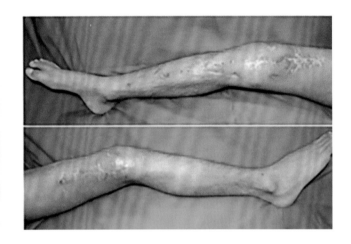

二期手术

第1步 仰卧位按原切口进入术区,显露骨水泥及内固定钢板。

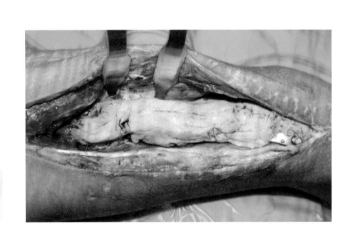

第2步 取出钢板及骨水泥,术中冷冻切片提示纤维组织增生伴灶性坏死及异物肉芽肿反应,局部少量淋巴细胞浸润。

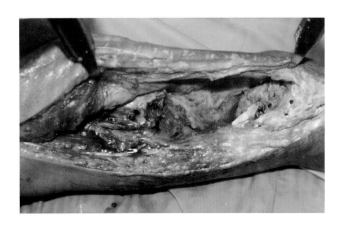

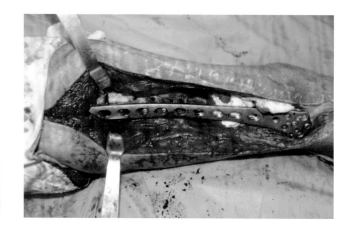

第3步 重新清创后更换 LISS 钢板内固定,于股骨中段截骨。

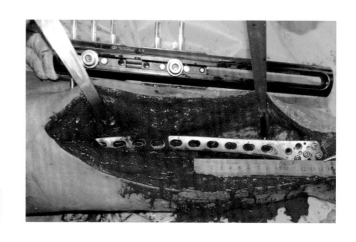

第4步 于大腿前侧安装单边外固定架。

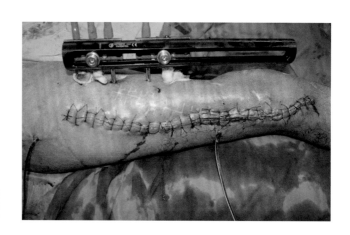

第5步 放置负压引流,缝合切口。

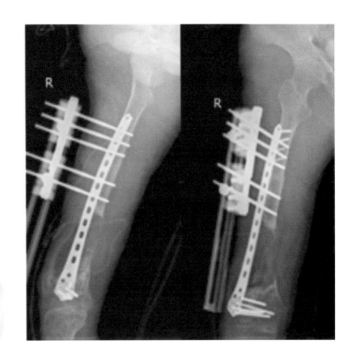

第6步 二期术后X线片示右股骨力线良好,内外固定在位。

术后随访

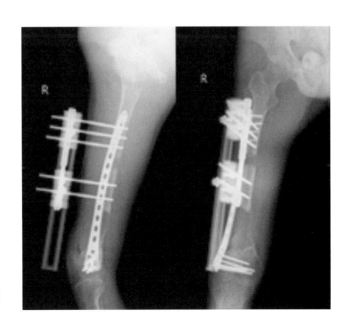

术后第7天开始行骨搬移,术后1个月X线片。

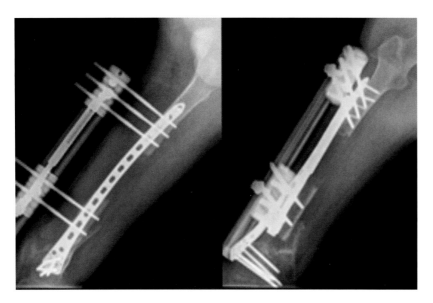

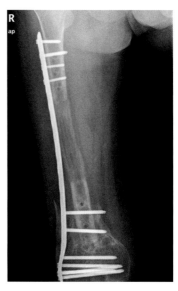

术后 3 个月余搬移到位,断端对接。

术后 4 个月手术去除外固定架,docking site 植骨。

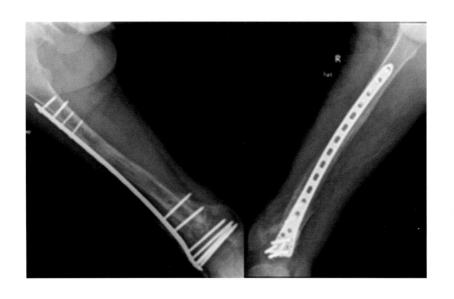

植骨术后 7 个月 X 线片见 docking site 部位已愈合,搬移新生骨矿化良好。

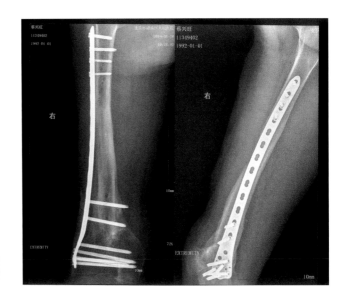

术后1年X线片见搬移新生骨完全矿化。

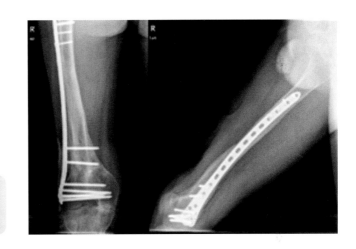

术后1.5年X线片见股骨远端形态恢复
正常。

股骨远端感染性骨缺损治疗要点

1. 术中使用止血带,保证手术视野清晰,有利于彻底清除感染病灶。

2. 按照术前预判,整段切除感染骨组织及周围软组织。

3. 清创后采用外固定可能对膝关节功能造成较大影响,采用内固定,可以早期功能锻炼,最大限度保留膝关节功能。

4. 股骨远端膨大,长节段骨缺损植骨重建所需骨量巨大,适宜采用骨搬移技术重建骨缺损,本例将膜诱导技术及骨搬移技术相结合,仅需少量自体骨即完成重建。

5. 传统骨搬移技术带架时间长,采用BTLP技术(bone transport with locking plate),在一期彻底清创的基础上,采用内固定作为稳定方式,二期更换内固定钢板,外固定架仅仅作为骨搬移的工具,骨端的稳定性由内固定钢板提供,其有别于传统骨搬移技术的最大优势为大大缩短带架时间(13d/cm),提高患者依从性。

病例 9　胫骨平台感染性骨缺损

病史

　　男,40岁,摔伤致右胫骨平台粉碎性骨折,于外院行切开复位钢板螺钉内固定、异体骨植骨术,术后 20 天右小腿外侧切口破溃、流脓,行清创术后,窦道形成,反复发热,体温高达 39.8℃,保守治疗 1 个月无效。

查体

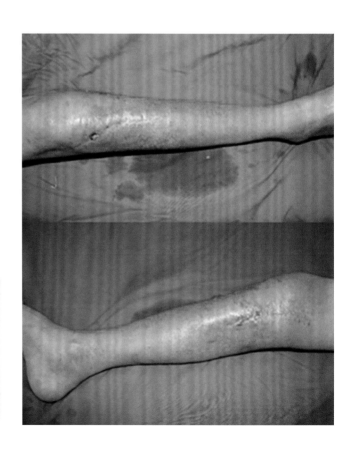

右小腿上段肿胀,外侧可见长约 10cm 的切口瘢痕,切口近端破溃,形成一直径约 1cm 的窦口,脓性分泌物渗出,内侧可见长约 12cm 的斜形手术切口瘢痕,中段长约 3cm 的痂皮覆盖,膝关节无压痛,活动受限,活动度 0°~30°。

术前检查

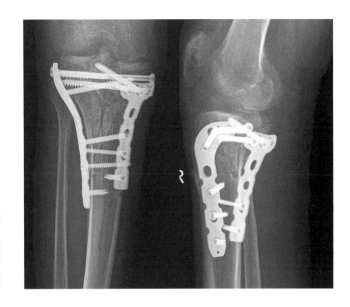

第1步 X线片示右胫骨平台骨折术后，平台多发骨折线影，金属内固定器在位，邻近膝关节骨质稀疏。

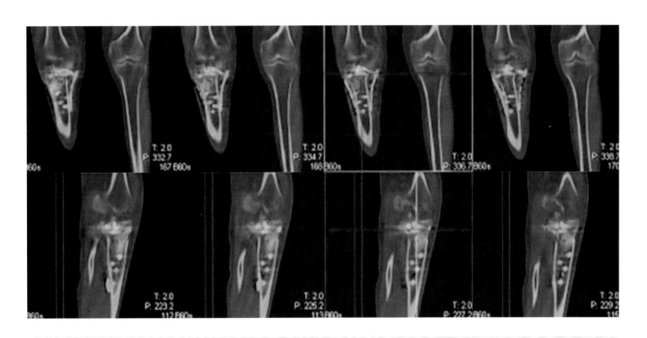

第2步 SPECT/CT 融合像示右胫骨近端显像剂异常浓聚，局部见多发骨折线影，周围软组织肿胀，提示右胫骨近端代谢异常活跃，考虑感染。

一期术前评估

患者诊断明确,属于 Cierny-Mader A 类Ⅳ型,术前膝关节穿刺,抽出清亮关节液,细菌培养阴性,基本排除膝关节感染。全身状况良好,能够耐受手术。膝关节活动明显受限。局部皮肤无急性炎症表现,伸展度良好,预判窦道切除后可以一期关闭切口。SPECT/CT 融合像显示病灶范围位于右胫骨平台骨折区域,术中原内置物需要去除,可以实现精准、彻底清创。胫骨平台骨折未愈合,清创后需采用内固定维持局部稳定性,防止骨折移位,利于早期膝关节功能锻炼。

一期手术

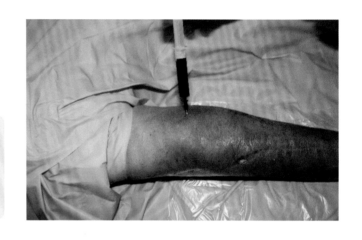

第1步 消毒铺单后右膝关节腔注入稀释的亚甲蓝溶液,根据手术切口内是否被亚甲蓝染色,进一步判断是否存在膝关节感染。

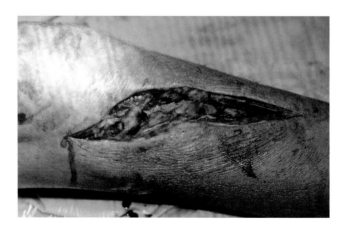

第2步 外侧原切口进入,梭形切除窦道,暴露外侧平台骨折线,取出内固定钢板。

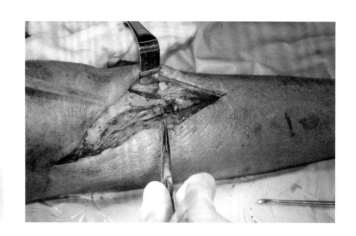

第3步 清理断端炎性组织，未见亚甲蓝溶液渗入。

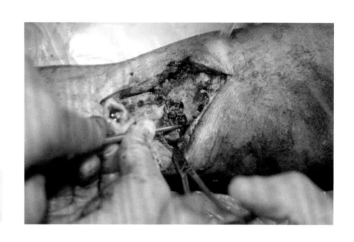

第4步 内侧原切口进入，梭形切除痂壳，暴露内侧平台，取出内固定钢板。

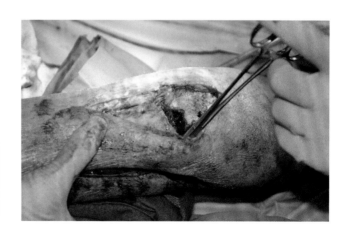

第5步 清理断端及近端髓腔内炎性组织，未见亚甲蓝溶液渗入，完全排除膝关节感染。

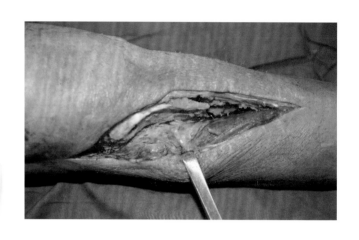

第6步 彻底清创后,过氧化氢溶液、碘伏及生理盐水冲洗外侧切口。

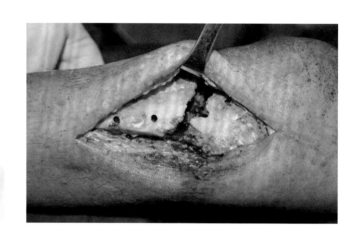

第7步 彻底清创后,过氧化氢溶液、碘伏及生理盐水冲洗内侧切口。

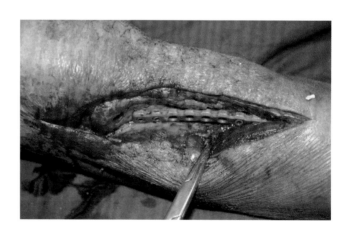

第8步 1枚空心钉固定外侧胫骨平台主要骨折块,外侧置入重建锁定钢板加强固定。

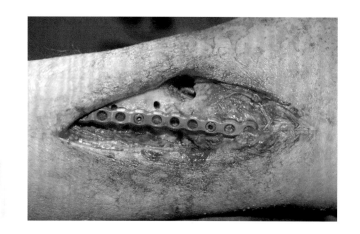

第9步 内侧切口置入重建锁定钢板加强固定。

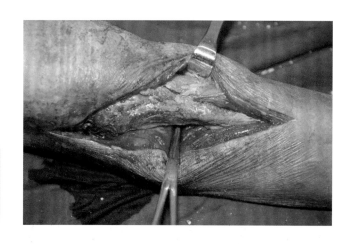

第10步 调配抗生素骨水泥（庆大霉素骨水泥40g加入5g万古霉素）包裹外侧钢板及螺钉。

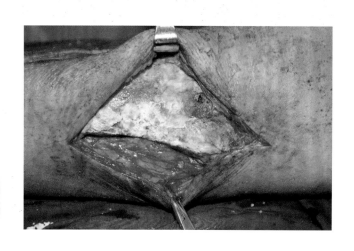

第11步 骨水泥填充骨缺损及死腔,包裹内侧钢板表面。

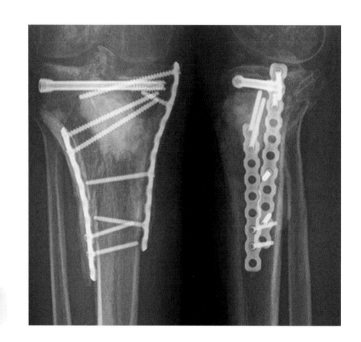

第12步 摄一期术后 X 线片。

二期术前检查

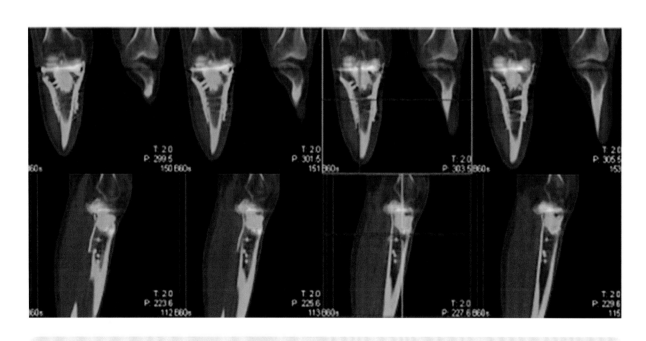

二期术前 SPECT/CT 融合像示右胫骨近端骨水泥填充区放射性分布稀缺,邻近骨端及固定针道区域代谢活跃,考虑术后改变。

二期术前评估

一期术后6周,患者切口愈合良好,周围皮肤无红肿、压痛,皮温正常,红细胞沉降率、CPR正常。拟行二期重建,根据术前影像学检查,腔隙性骨缺损位于胫骨平台下,术前估算所需骨量约50ml,考虑患者年龄,拟行同种异体骨富集干细胞移植。备同种异体骨60ml。

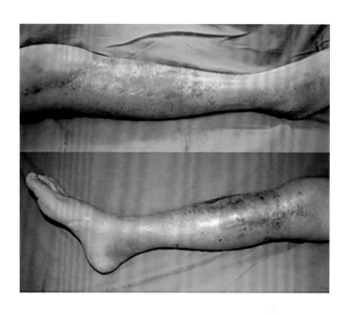

二期手术

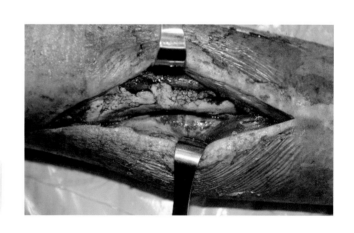

第1步 仰卧位按原切口进入术区,显露外侧钢板骨水泥。

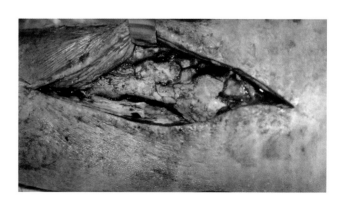

第2步 内侧原切口显露钢板骨水泥。

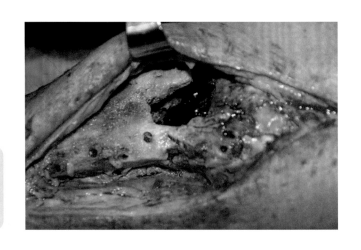

第3步 去除骨水泥,取出内固定钢板,术中冷冻切片提示纤维组织增生伴慢性炎,局部少量淋巴细胞浸润。

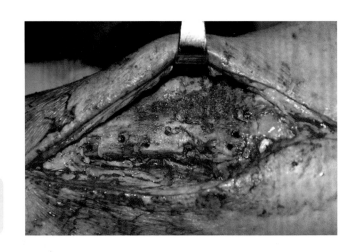

第4步 重新清创后于内侧平台骨缺损区植骨。

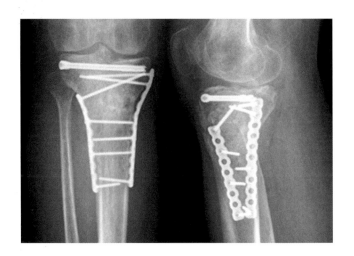

第5步 重建锁定钢板内固定。

术后随访

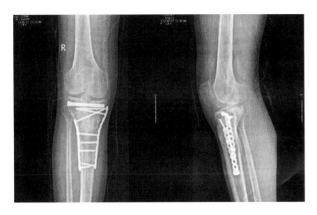

术后4个月X线片示骨愈合。

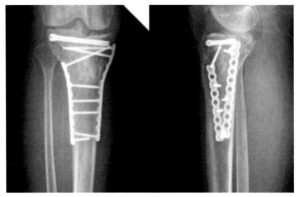

术后1年显示内固定在位,骨愈合良好。

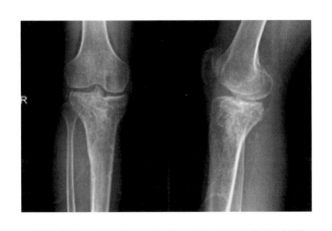

术后2年手术取出内固定。

胫骨平台感染性骨缺损治疗要点

1. 胫骨平台骨折术后感染,手术时机很重要,过早清创,拆除内固定后骨折移位,力线及关节面无法维持。

2. 术前根据查体、影像学检查及膝关节穿刺液培养,判断是否存在关节内感染,术中原手术切口暴露病灶部位前,通过膝关节内注入亚甲蓝溶液,观察关节外手术切口内是否被亚甲蓝染色,进一步判断是否存在膝关节感染,避免膝关节医源性感染。

3. 术中使用止血带,保证手术视野清晰,有利于彻底清除感染病灶。

4. 按照术前预判,去除感染骨,以内固定为中心进行 360°软组织清创。

5. 清创后需内固定支撑平台,早期非负重功能锻炼,尽可能保留关节功能。

6. 内固定如选择胫骨近端外侧解剖钢板,稳定性好,但体积偏大,可能增加切口缝合难度,选择小切迹的重建锁定钢板,配合抗生素骨水泥的使用,可提高固定强度,同时兼顾切口一期闭合。

7. 胫骨近端局部软组织条件相对较差,易导致创面闭合困难,如切口缝合张力过大,则需考虑采用皮瓣技术覆盖创面。

8. 胫骨平台清创后腔隙性骨缺损多见,二期重建可考虑使用同种异体骨植骨,或者自体骨、同种异体骨混合,减少自体骨用量。

9. 重建术后早期非负重关节功能锻炼。

病例 10 胫骨上段感染性骨缺损

病史

男,46岁,重物砸伤致左胫腓骨骨折,于当地医院行切开复位钢板螺钉内固定术,术后切口窦道形成、反复流脓,多次清创后出现骨外露。

查体

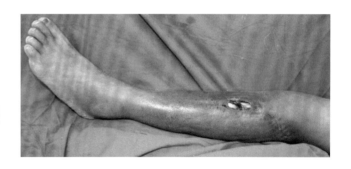

左小腿上段前外侧 3cm×8cm 皮肤缺损,钢板及骨外露,膝关节活动正常。

术前检查

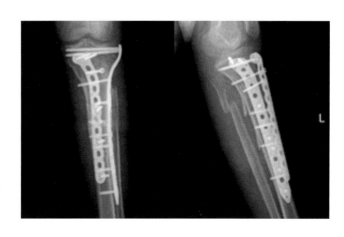

第1步 X线片示左胫骨上段骨折术后,金属内固定器在位。

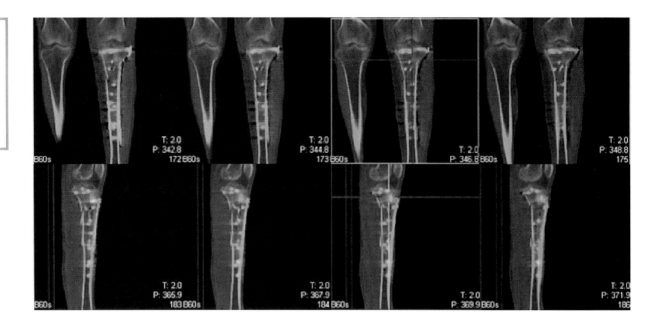

第2步　SPECT/CT融合像示左胫骨上段局限性代谢异常活跃,近端显像剂异常浓聚,邻近显影剂分布稀疏,周围软组织肿胀,提示左胫骨上段考虑感染伴死骨形成。

一期术前评估

　　患者诊断明确,属于Cierny-Mader B类Ⅳ型,全身状况良好,能够耐受手术。膝关节活动正常。局部皮肤存在缺损,周围皮肤延展性尚可,可尝试一期关闭切口。SPECT/CT融合像显示病灶范围定位于左胫骨上段,结合骨外露区域显影剂分布稀疏,考虑骨坏死。术中原内置物需要去除,可以实现精准、彻底清创。清创后需采用小切迹的重建锁定钢板内固定临时稳定缺损端,利于早期膝关节功能锻炼。

一期手术

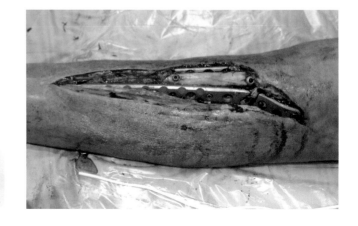

第1步　外侧原切口进入,梭形切除窦道。

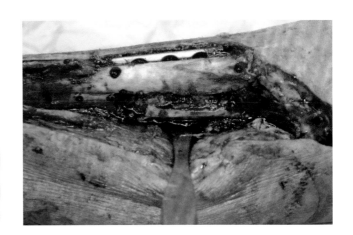

第2步 取出外侧内固定钢板,显露钢板下髓腔内大量脓性组织填充,周围骨皮质颜色发白,与周围骨组织分界线明显。

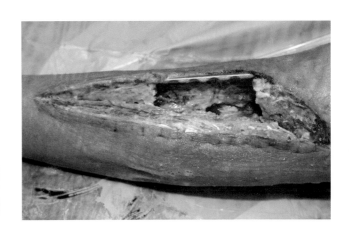

第3步 去除死骨,彻底清理髓腔内脓性组织。

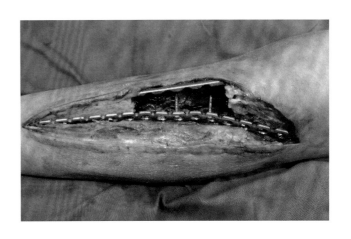

第4步 过氧化氢溶液、碘伏、生理盐水脉冲冲洗后采用重建锁定钢板内固定。

第5步 断端稳定后调配抗生素骨水泥（庆大霉素骨水泥40g加入5g万古霉素）填充骨缺损，并包裹外侧内固定钢板。

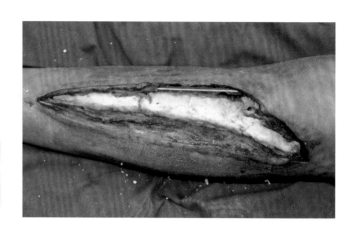

第6步 取出内侧内固定钢板，内侧软组织彻底清创冲洗后抗生素骨水泥填充，与外侧骨水泥融为一体。

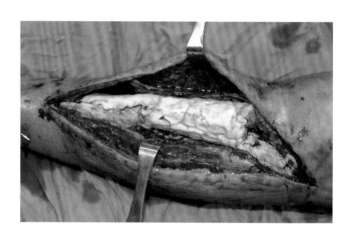

第7步 一期术后X线片示左胫骨上段力线良好，骨水泥填充饱满，内固定位置佳。

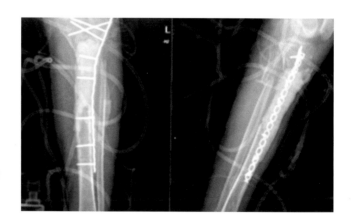

二期术前检查

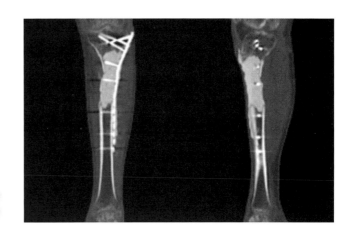

第1步 术前 CT 三维重建。

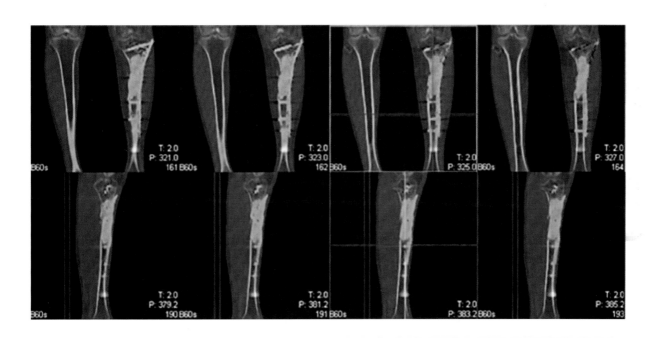

第2步 二期术前 SPECT/CT 融合像示右胫骨上段骨水泥填充区放射性分布稀缺,邻近骨端及固定针道区域代谢活跃,考虑术后改变。

二期术前评估

一期术后6周，患者切口愈合良好，周围皮肤无红肿、压痛，皮温正常，红细胞沉降率、CPR正常切口愈合，拟行二期重建。骨缺损位于胫骨上段，长度约9cm，根据术前CT三维重建估算所需骨量约60ml，拟取单侧髂后骨松质植骨重建骨缺损，节段性骨缺损双钢板内固定。

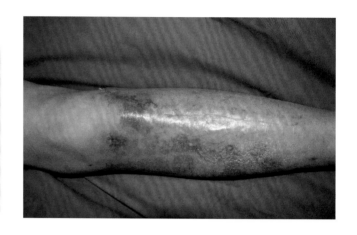

二期手术

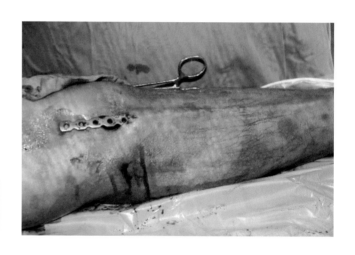

第1步 仰卧位内侧小切口，于诱导膜外插入重建锁定钢板。

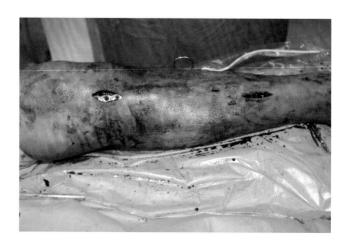

第2步 钢板横跨骨缺损区，锁定螺钉固定。

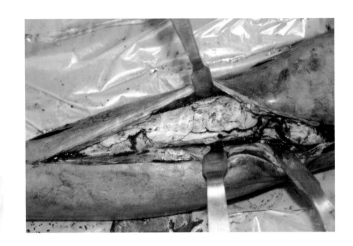

第3步 外侧原切口进入,显露骨水泥及内固定钢板。

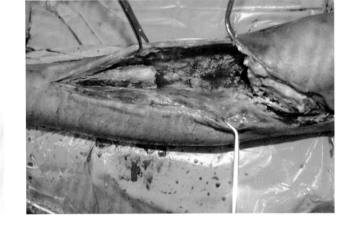

第4步 取出骨水泥及钢板,多点取标本送术中冷冻切片提示肉芽及纤维组织增生、慢性炎。再次清创后用碘伏、生理盐水冲洗。

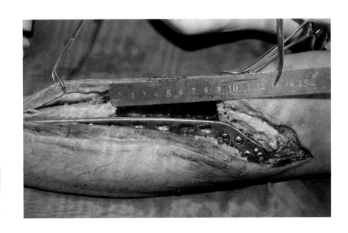

第5步 置入左侧胫骨近端锁定钢板,测量骨缺损长度为9cm。

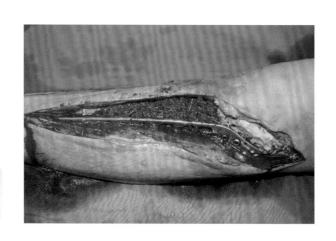

第6步 将取自髂后的自体骨松质咬碎后植入骨缺损区。

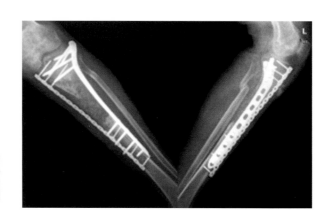

第7步 二期术后X线片示左胫骨内外侧钢板内固定位置好,骨缺损区植骨充分。

术后随访

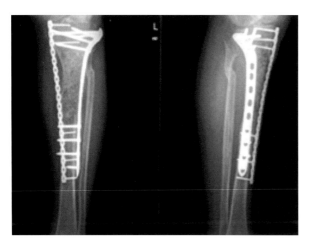

术后1年X线片,骨缺损基本愈合,未见明显骨吸收。

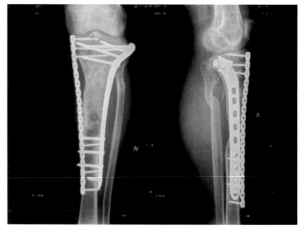

术后2年,内侧骨皮质化良好,外侧欠佳,考虑与内侧钢板膜外固定有关。

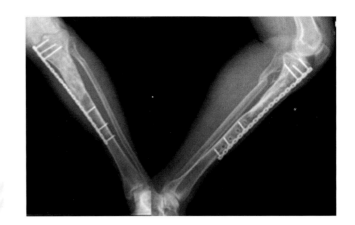

术后4年取出外侧钢板。

胫骨上段感染性骨缺损治疗要点

1. 术前影像学检查准确定位死骨范围。

2. 术中使用止血带,保证手术视野清晰,有利于彻底清除感染病灶。

3. 按照术前计划行死骨整段切除,术中可参考红辣椒征(paprika sign)判断交界区。

4. 清创后采用内固定,可以早期功能锻炼,促进关节功能恢复。

5. 内固定选择小切迹的重建锁定钢板,结合骨缺损位置填充骨水泥,形成类似钢筋混凝土结构,固定强度可以满足功能锻炼的需求,同时可兼顾切口一期闭合。

6. 局部软组织条件相对较差,如切口缝合涨了过大,可能需采用皮瓣技术覆盖创面。

7. 二期植骨重建,胫骨专家型髓内钉可以满足固定需求,髓腔内占位,可以减少植骨量,同时内固定与诱导膜不接触,对移植骨的血供及皮质化影响较小,若选择钢板内固定,文献报道采用双钢板,增强局部稳定性,同时尽量从诱导膜外固定,避免对钢板下移植骨的血供造成影响,导致皮质化不全。

病例 11 胫骨中段感染性骨缺损

病史

男，44岁，高坠伤致右胫骨开放性骨折，当地医院急诊行清创、克氏针及石膏外固定，胫前皮肤渗液，当地医院反复换药、清创，局部窦道形成。

查体

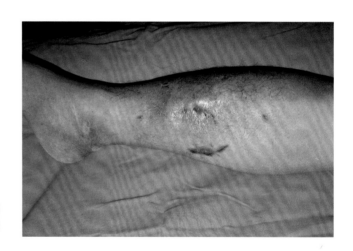

右小腿中段前内侧窦道，流脓。

术前检查

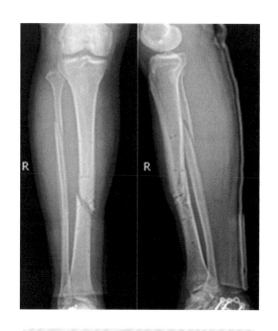

第 1 步 X 线片示右胫腓骨中段骨折,可见石膏外固定影。

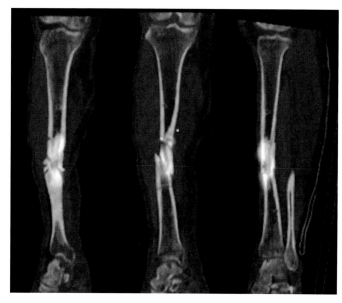

第 2 步 SPECT/CT 融合像示右胫骨中段骨折术后,断端代谢异常活跃,未见明显骨痂形成,伴相应骨质及软组织异常,考虑感染性骨不连可能。

一期术前评估

　　患者诊断明确,属于 Cierny-Mader A 类 Ⅳ 型,全身状况良好,能够耐受手术。局部皮肤无急性炎症表现,伸展度良好,预判窦道切除后可以一期关闭切口。SPECT/CT 融合像显示病灶范围定位于右胫骨中段骨折区域,游离碎骨块考虑为死骨,拟行病灶 En-block 切除。清创后需采用内固定维持缺损端稳定性,利于早期功能锻炼。

一期手术

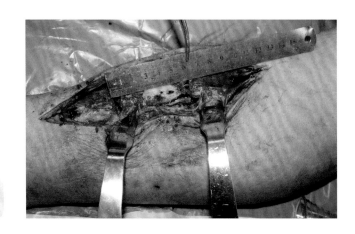

第1步 内侧切口进入,梭形切除窦道。

第2步 切除颜色发白的死骨。

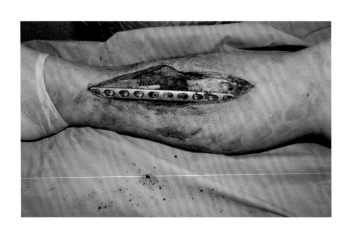

第3步 髓腔内扩髓后置入抗生素骨水泥棒占位,锁定加压钢板内固定。

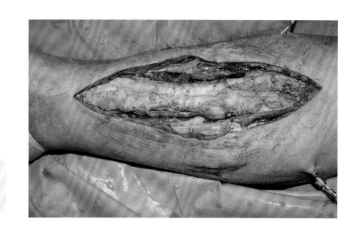

第4步 抗生素骨水泥填充骨缺损,同时包裹内固定钢板。

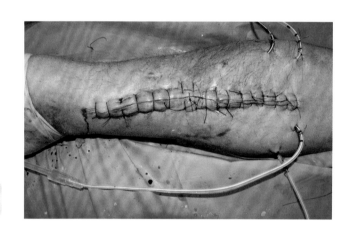

第5步 放置负压引流,切口一期缝合。

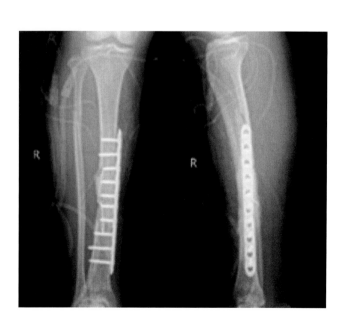

第6步 一期术后X线片,术后内固定位,固定良好。

二期术前检查

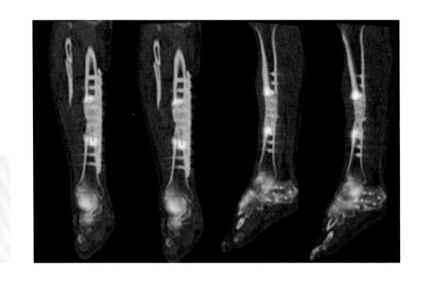

SPECT/CT 融合像示右胫骨术后改变,骨水泥充填区放射性分布稀疏,邻近骨端及固定针道区域代谢明显活跃,考虑术后改变。

二期术前评估

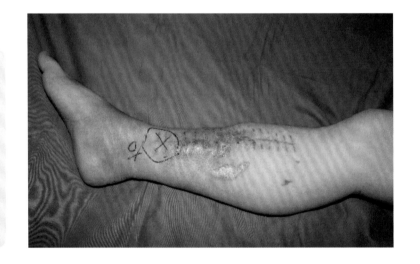

一期术后 6 周,患者切口愈合良好,周围皮肤无红肿、压痛,皮温正常,红细胞沉降率、CPR 正常切口愈合,拟行二期重建。骨缺损位于胫骨中段,长度约 6cm,小腿中段软组织不丰富,局部血供不佳,拟采用截骨骨搬移技术重建骨缺损。

二期手术

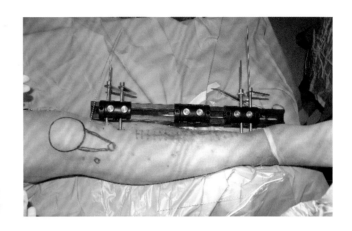

第1步 于右小腿前内侧安装外固定架。

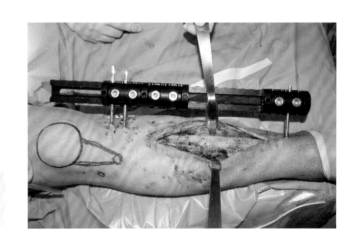

第2步 内侧原切口进入,显露骨水泥及内固定钢板。

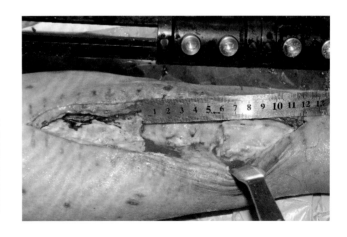

第3步 取出骨水泥及内固定钢板,多点取标本送术中冷冻切片提示纤维组织增生、慢性炎。再次清创后碘伏、生理盐水冲洗,测量骨缺损长度为6cm。

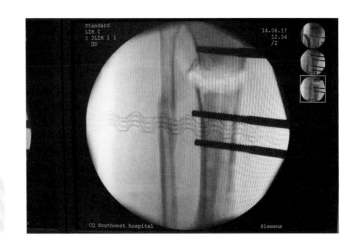

第4步 右胫骨上段截骨后,经皮插入胫骨近端外侧锁定加压钢板内固定。

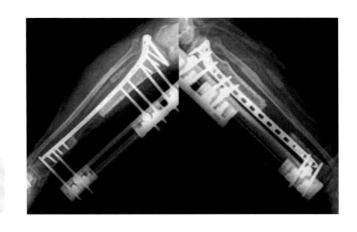

第5步 术后X线片示右胫骨力线良好,内外固定在位。

术后随访

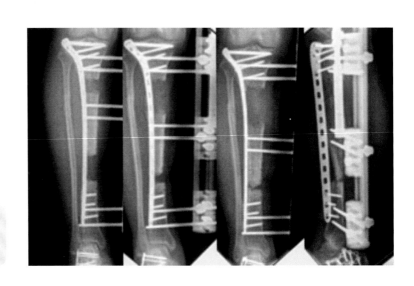

术后2个月搬移基本到位断端对接,搬移段远端向后侧移位。

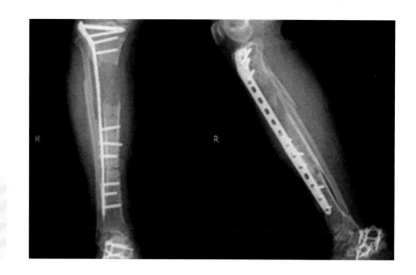

手术去除外固定架,调整纠正搬移段后侧移位,docking site 部位植骨。

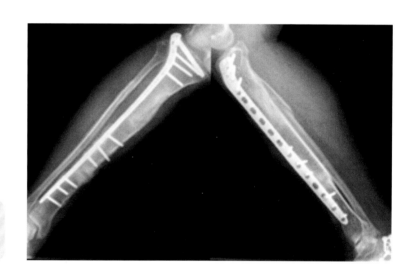

植骨术后 1 年:docking site 部位愈合,搬移新生骨完全矿化。

胫骨中段感染性骨缺损治疗要点

1. 本例患者院外多次治疗,但核心病灶未彻底清除,感染未控制。

2. 术中使用止血带,保证手术视野清晰,有利于彻底清除感染病灶。

3. 该患者胫骨中段骨不连未固定,胫骨明显畸形,且病灶反复迁延,范围较大,整段切除感染骨及周围软组织保证彻底清创。

4. 清创后矫正力线,内固定稳定缺损端,早期功能锻炼,促进关节功能恢复。

5. 二期重建采用 BTLP 技术(Bone Transport with Locking Plate),需尽量恢复患肢力线及长度,截骨时需注意无菌操作,避免截骨区感染,同时保护截骨区血供,避免过度剥离骨膜,影响成骨环境。搬移过程中可能出现搬移段的移位,可在行 docking site 部位植骨时纠正搬移段移位。

病例 12 胫骨中下段感染性骨缺损

病史

男,46岁,机器绞伤致右胫腓骨开放性骨折,外院行清创2周后行切开复位内固定,术后3个月小腿前方切口窦道形成、反复流脓,多次清创并去除内固定,术后1年无效。

查体

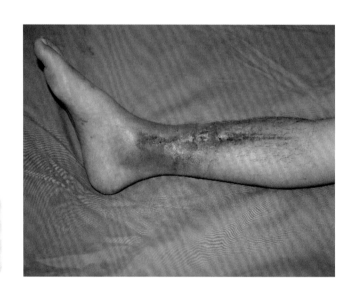

右小腿切口瘢痕中段可见1cm窦道,脓性分泌物渗出,周围皮肤色素沉着,皮温稍高,压痛明显,踝关节活动正常。

术前检查

第1步 X线片示右胫腓骨中下段骨折，骨折线清晰可见。

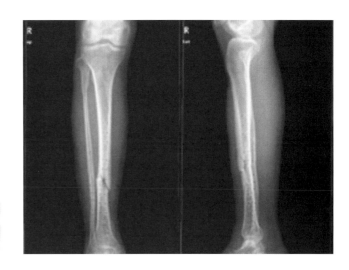

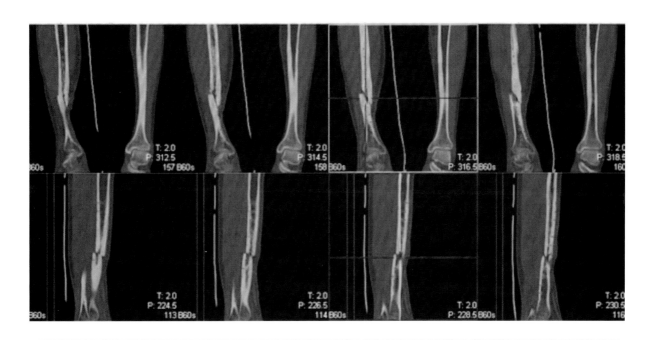

第2步 SPECT/CT融合像示右胫骨中下段骨折术后，中段局限性代谢异常活跃，伴相应骨质异常改变，符合慢性骨髓炎表现。

一期术前评估

　　患者诊断明确，属于Cierny-Mader A类Ⅳ型，全身状况良好，能够耐受手术。踝关节活动正常。局部皮肤条件欠佳，贴骨瘢痕延展性差，SPECT/CT融合像显示病灶范围定位于右胫骨中下段骨折区域，骨折线清晰,清创后若采用内固定稳定断端,窦道切除后一期关闭切口存在困难。拟采用外固定钢板稳定缺损端,一期关闭切口,利于早期踝关节功能锻炼。

一期手术

第1步 内侧切口进入,梭形切除窦道,显露病灶部位,见长节段骨皮质呈蜡黄色。

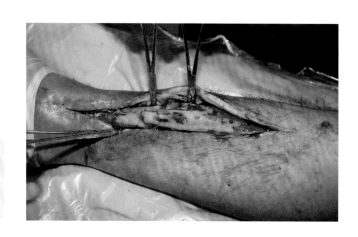

第2步 周围软组织彻底清创后,截除蜡黄色死骨。

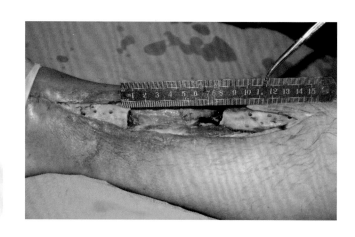

第3步 LISS钢板外固定,抗生素骨水泥填充骨缺损。

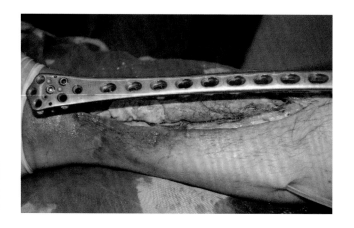

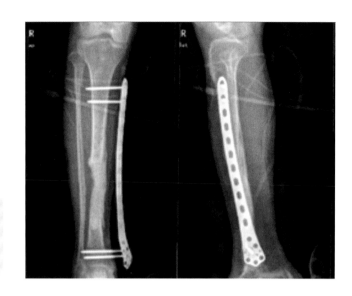

第4步 一期术后X线片示右胫骨力线良好,骨水泥填充饱满,外固定钢板螺钉在位。

二期术前检查

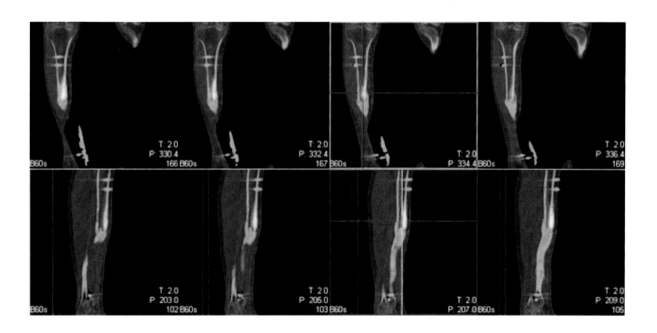

SPECT/CT 融合像示骨水泥填充区域放生性分布稀缺,邻近节段代谢异常活跃,考虑术后改变。

二期术前评估

一期术后6周,患者切口愈合良好,周围皮肤无红肿、压痛,皮温正常,红细胞沉降率、CPR正常,外固定钉道干燥。拟行二期重建,骨缺损位于胫骨中下段,长度约8cm,估算所需骨量约70ml,拟采用自体骨加同种异体骨植骨,更换外固定钢板为髓内钉。

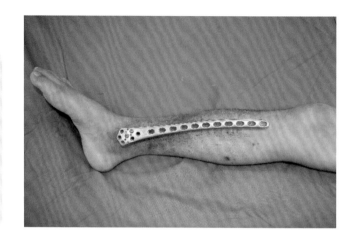

二期手术

第1步 去除外固定钢板,于右小腿中下段内侧原切口进入,显露骨水泥,见诱导膜生长良好。

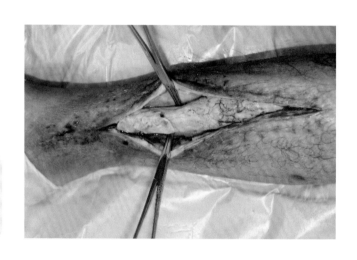

第2步 去除骨水泥,多点取标本送术中冷冻切片提示纤维肉芽组织增生、慢性炎。再次清创后碘伏、生理盐水冲洗,测量骨缺损长度为8cm,打入髓内钉。

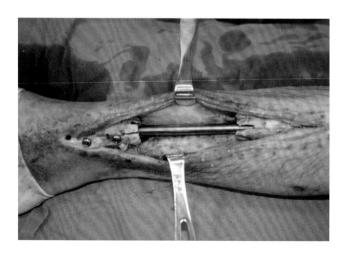

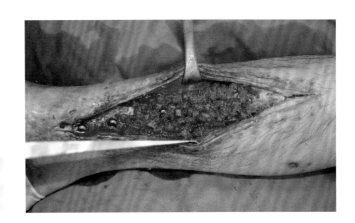

第3步 植骨（同侧髂后骨松质 50ml，
同种异体骨约 15ml ）。

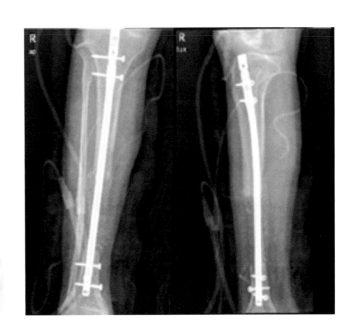

第4步 术后 X 线片示髓内钉内固定术
后，右胫骨力线良好，骨缺损区植骨充分。

术后随访

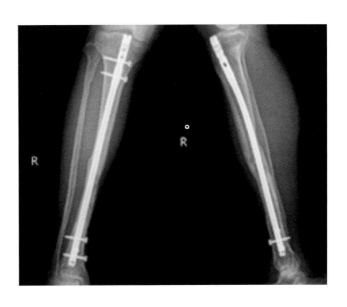

术后 1 年 X 线片提示骨愈合。

胫骨中下段感染性骨缺损治疗要点

1. 胫骨下段开放伤多见,创伤后骨髓炎发生率高,且皮肤伸展性差,伴有创面封闭困难者,常需皮瓣修复。

2. 术中使用止血带,保证手术视野清晰,有利于彻底清除感染病灶。

3. 术中根据术前预判,整段切除感染骨及软组织保证彻底清创。

4. 本例彻底清创后,局部皮肤缝合存在较大张力,采用锁定钢板外置方案,切口一期闭合,并且相对于外固定支架,具有稳定性好、携带方便的优势。

5. 二期植骨时可采用髓内钉内固定,中心性固定稳定性好,也可减少植骨量,减少对诱导膜内骨松质粒的成骨和皮质化的影响,且不增加切口缝合张力。

病例 13　胫骨远端感染性骨缺损

病史

　　女,30岁,车祸致左胫骨远端开放性骨折伴脱位,行清创缝合、踝关节复位克氏针内固定。术后低热,伤口流脓,多次行清创、持续负压吸引(continuous negative pressure aspiration, VSD)引流术,后出现骨外露,行皮瓣修复术,术后皮瓣吻合口不愈合。

查体

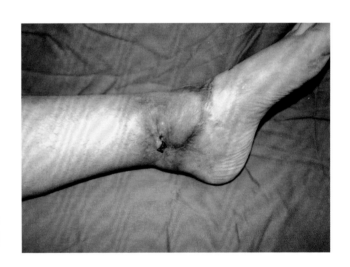

直径 1.0cm 窦道,踝关节僵硬,压痛明显。

术前检查

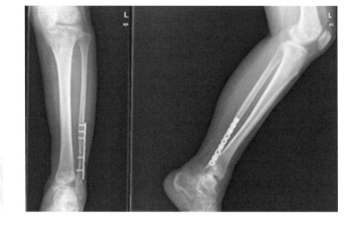

第1步 X线片示左腓骨内固定在位,左胫骨远端骨折术后骨不连。

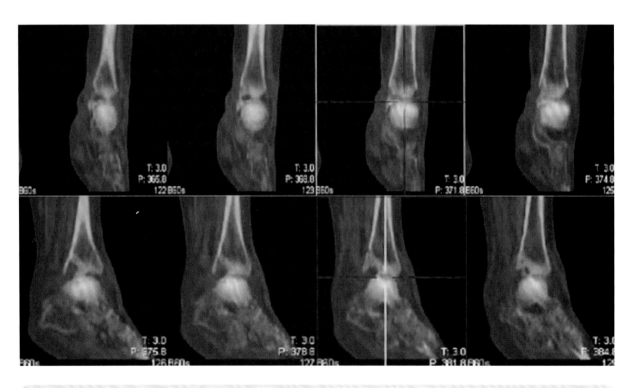

第2步 SPECT/CT 融合像示左踝关节代谢异常活跃,伴相应骨质及软组织异常,考虑感染。

一期术前评估

患者诊断明确,属于 Cierny-Mader A 类Ⅳ型,全身状况可,能够耐受手术。局部皮肤伸展度可,预判窦道切除后可以一期关闭切口。术前查体踝关节僵硬、压痛明显,SPECT/CT 融合像显示病灶范围定位于左踝关节,考虑踝关节感染。彻底清创后采用跨踝关节钢板内固定。

一期手术

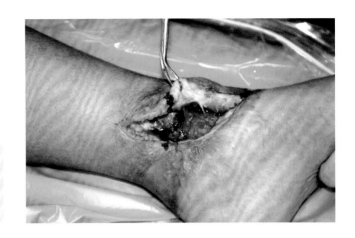

第1步 内侧原切口进入,梭形切除窦道,显露病灶部位,见皮瓣下大量脓性组织充填。

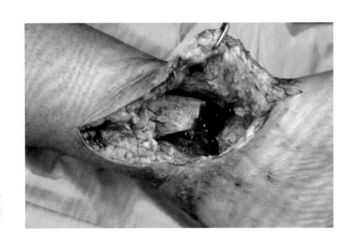

第2步 彻底清创后,形成节段性骨缺损。

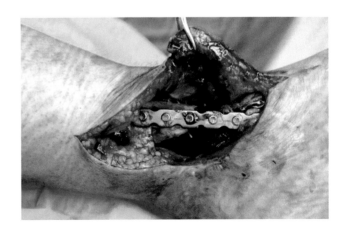

第3步 重建锁定钢板跨踝关节固定。

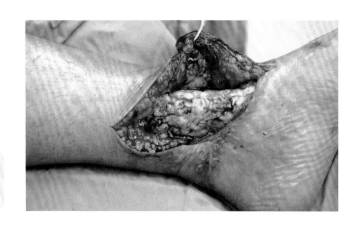

第4步 抗生素骨水泥填塞骨缺损并包裹钢板。

第5步 一期术后X线片示右胫骨力线良好,骨水泥填充骨缺损。

二期术前检查

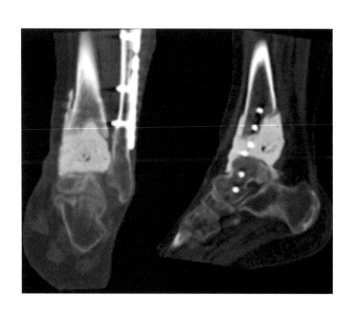

二期术前CT三维重建。

二期术前评估

一期术后 8 周，患者切口愈合良好，周围皮肤无红肿、压痛，皮温正常，红细胞沉降率、CPR 正常，拟行二期骨重建，胫骨远端骨缺损约 3.5cm，估算骨量约 45ml，拟行自体骨植骨重建骨缺损，经跟骨倒打髓内钉内固定，同时行踝关节融合。

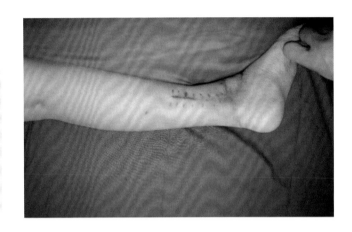

二期手术

第1步 患者俯卧位，于右小腿中下段内侧原切口进入，显露骨水泥，见诱导膜生长良好。术中冷冻切片提示纤维瘢痕组织增生伴灶性坏死，软骨形成伴灶性淋巴细胞浸润。

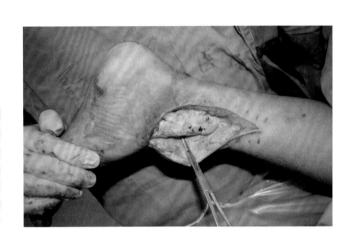

第2步 去除骨水泥，取出内固定钢板，再次清创后碘伏、生理盐水冲洗。

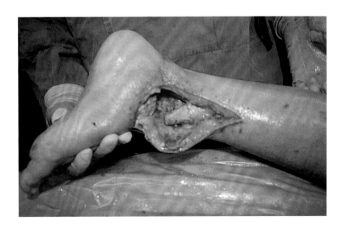

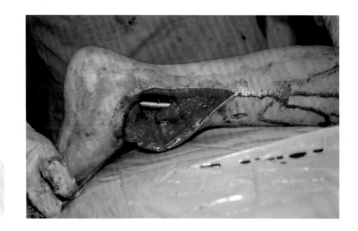

第3步 经跟骨逆行打入髓内钉,穿过距下关节、踝关节直达胫骨下段。

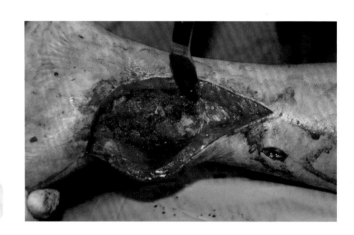

第4步 自体髂后骨松质植骨(约45ml)。

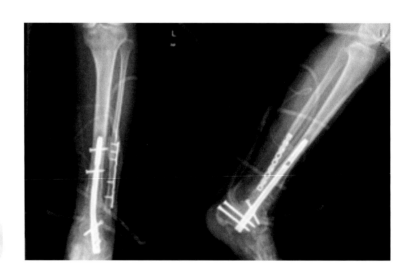

第5步 摄术后X线片。

术后随访

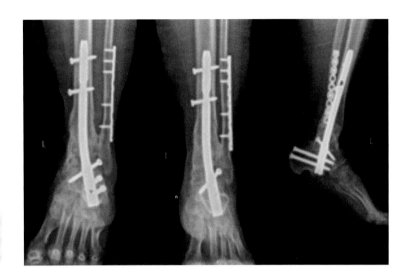

术后1年X线片提示骨愈合,踝关节、距下关节融合。

胫骨远端感染性骨缺损治疗要点

1. 胫骨远端骨髓炎发生率较高,部分患者合并踝关节感染,二期需行踝关节融合。

2. 术前根据查体及影像学检查精准定位病灶范围,判断是否合并踝关节感染。

3. 术中使用止血带,保证手术视野清晰,有利于彻底清除感染病灶。

4. 本例踝关节受感染累及,彻底清创后距骨亦存在部分缺损。

5. 一期清创后使用钢板跨踝关节内固定,稳定性好,避免外固定的诸多弊端,但固定强度欠佳,术后禁止负重行走,佩戴跨踝关节支具外固定。

6. 该部位软组织菲薄且循环欠佳,需等待局部软组织条件显著改善,方可行二期手术。

7. 鉴于患者骨重建同时需行踝关节融合,采用经跟骨倒打髓内钉固定,中心性固定稳定性好,也可减少植骨量,减少对诱导膜内骨松质颗粒成骨和皮质化的影响。

病例 14　距骨感染性骨缺损

病史

女，34 岁，18 年前无明显诱因出现左踝关节肿痛，行针灸理疗后，症状加重伴左外踝前侧皮肤破溃流脓，当地医院进行清创引流术，术后外踝侧窦道仍间断流脓。

查体

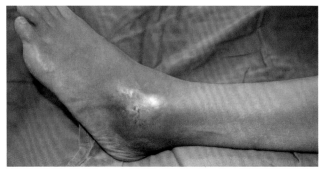

外踝前侧 0.5cm 窦道，踝关节僵硬。

术前检查

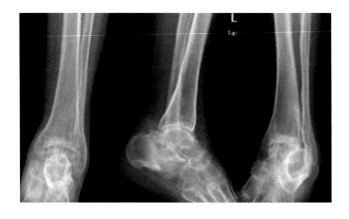

第 1 步　X 线片示左胫骨远端、左距骨骨质异常，左踝关节、距下关节关节间隙狭窄。

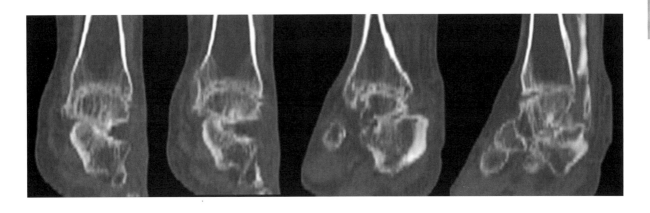

第2步 术前CT三维重建：左胫骨远端、左距骨骨质破坏，左踝关节、距下关节面毛糙，关节间隙狭窄。

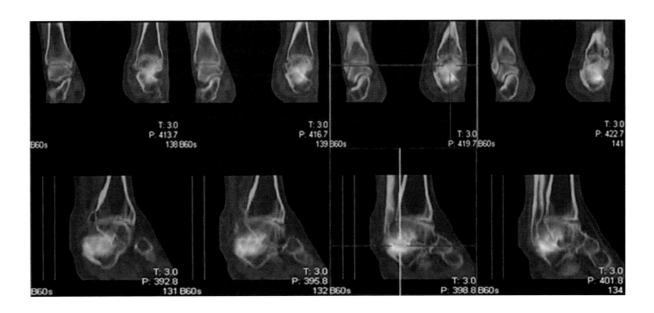

第3步 SPECT/CT融合像示左踝关节外份、左距下关节、左侧跟骨代谢异常活跃，伴相应骨质及软组织异常，考虑感染；左踝关节其余区域代谢明显活跃，考虑创伤性关节炎可能，感染待排。

一期术前评估

　　患者诊断明确,属于 Cierny-Mader B 类Ⅳ型,全身状况可,能够耐受手术。局部皮肤长期慢性炎症刺激,伸展度欠佳,术前查体踝关节僵硬、压痛明显,SPECT/CT 融合像显示左胫骨远端、左距骨骨质破坏,左踝关节、距下关节面毛糙,关节间隙狭窄,考虑踝关节感染,彻底清创后尽量一期关闭切口,固定方式根据术中情况决定。

一期手术

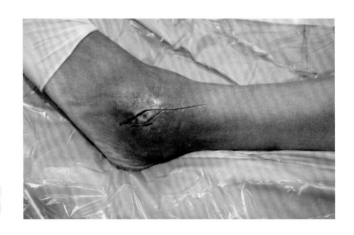

第1步　外侧切口进入。

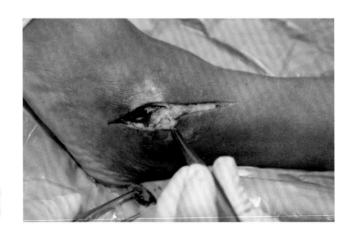

第2步　梭形切除窦道。

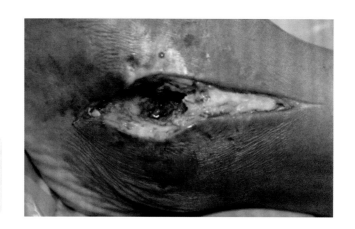

第3步 显露病灶部位（打开左踝关节腔，见胫骨下端关节面及距骨滑车关节面磨损，关节间隙明显变窄伴炎性增生）。

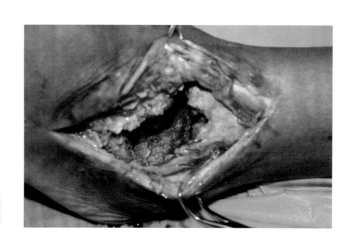

第4步 彻底清创后，距骨部分骨缺损。

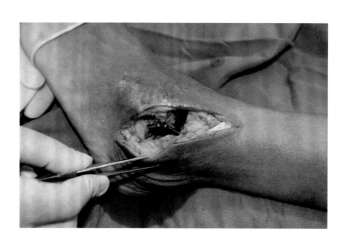

第5步 两枚拉力螺钉分别打入距骨及胫骨远端。

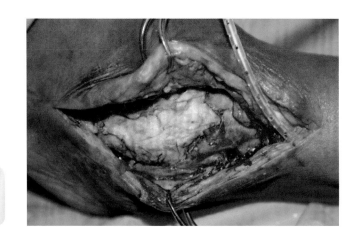

第6步 抗生素骨水泥填塞骨缺损并包埋螺钉,术后辅助跨踝关节支具固定。

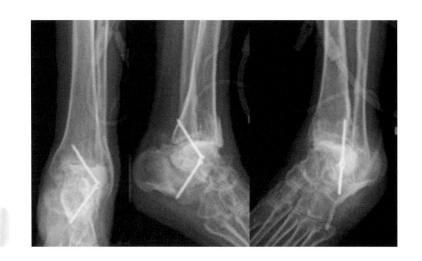

第7步 摄一期术后 X 线片。

二期术前检查

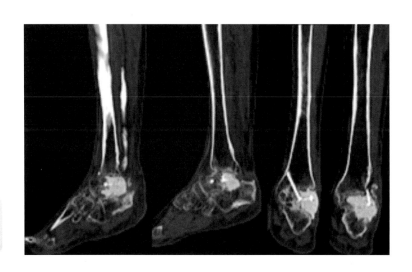

第1步 二期术前 CT 三维重建示距骨骨缺损。

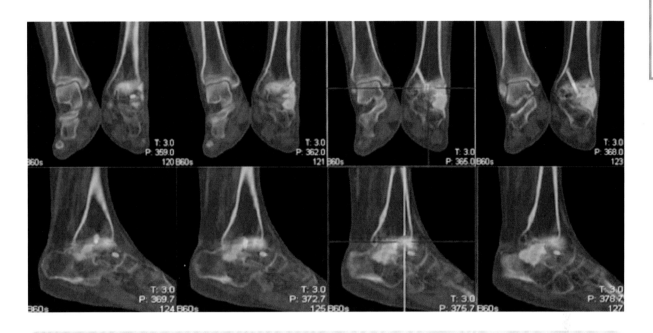

第2步 SPECT/CT 融合像示左踝关节术后,骨水泥填充区放射性分布稀缺,邻近骨端代谢活跃,考虑术后改变可能,感染待排。

二期术前评估

一期术后6周,患者切口愈合良好,周围皮肤条件改善,无红肿、压痛,皮温正常,红细胞沉降率、CPR正常,拟行二期重建。术前影像学检查提示缺损位于胫骨远端、距骨,适合行跟骨倒打髓内钉固定,同时行踝关节、距下关节融合。骨缺损体积估算约40~50ml,取髂后骨松质植骨。

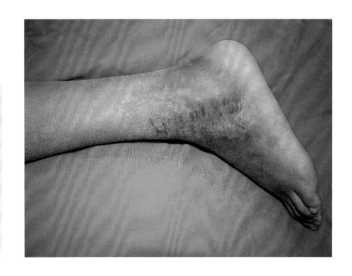

二期手术

第1步 患者俯卧位,于左外踝原切口进入,显露骨水泥。术中冷冻切片提示纤维组织慢性炎。

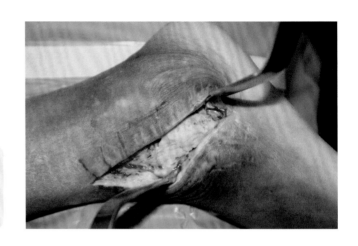

第2步 去除骨水泥,取出内固定螺钉,再次清创后碘伏、生理盐水冲洗。

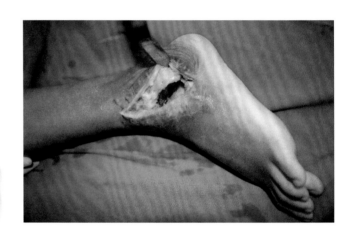

第3步 经跟骨逆行打入髓内钉,穿过距下关节、踝关节直达胫骨下段。

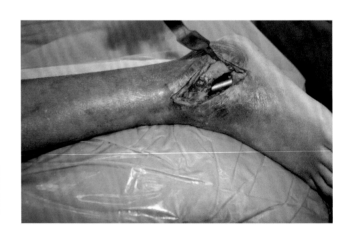

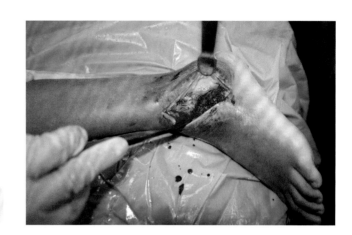

第4步 自体骨松质（45ml）植骨。

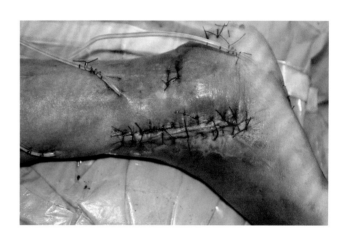

第5步 放置引流管,缝合切口。

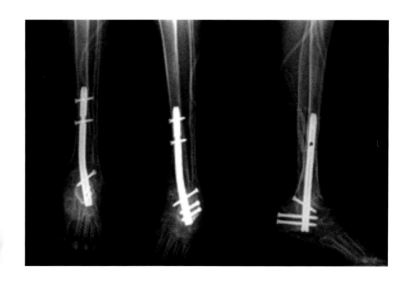

第6步 摄术后X线片。

术后随访

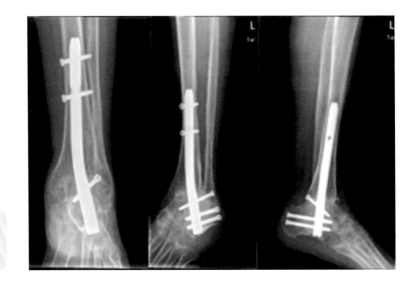

术后1年X线片提示骨愈合,踝关节、距下关节融合。

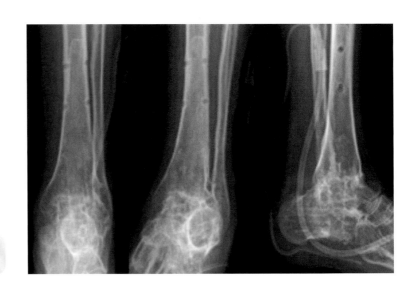

术后2年手术取出内固定。

距骨感染性骨缺损治疗要点

1. 距骨骨髓炎少见,需要仔细询问患者该部位可能外伤史及院外治疗经过。

2. 感染破坏距骨关节面和周围关节间隙,清创后易导致踝关节、距下关节诸骨骨缺损,二期需行踝关节和距下关节融合。

3. 术中使用止血带,保证手术视野清晰,有利于彻底清除感染病灶。

4. 本例患者病史较长,局部软组织条件差,局部稳定方式以不影响软组织覆盖为宜。

5. 二期植骨时可采用经跟骨倒打髓内钉固定,同时行踝关节、距下关节融合,减少植骨量,中心性固定稳定性好,也避免了外固定架的弊端,患者舒适度高。

病例 15 胫骨感染性骨缺损失败病例

病史

男，21岁，重物砸伤致右胫腓骨开放性骨折，行清创、切开复位外固定，术后切口渗液，细菌培养多耐药铜绿假单胞菌，经清创换药等处理后无明显好转，20天后转入笔者所在医院。

查体

右小腿中段内侧皮肤缺损，肌肉及胫骨外露。膝踝关节关节活动可。

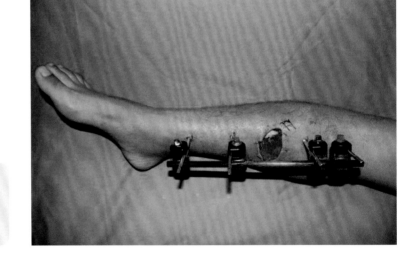

术前检查

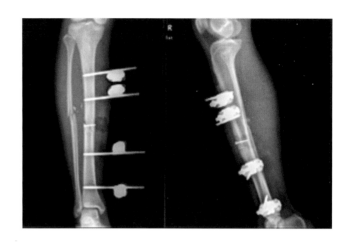

第1步 X线片示右胫骨中段折内固定术后。

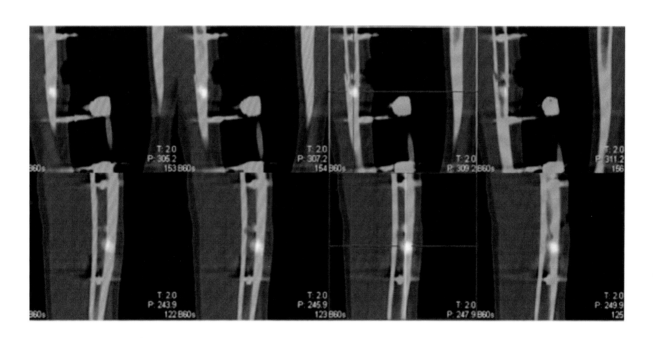

第2步 SPECT/CT融合像示右胫骨、腓骨血供丰富,代谢异常活跃,结合病史符合骨折术后感染表现。

一期术前评估

患者诊断明确,属于Cierny-Mader A类Ⅳ型,全身状况可,能够耐受手术。受伤时间短,局部皮肤伸展度尚可,预计可一期修复创面。SPECT/CT融合像显示病灶范围定位于右胫骨中段骨折区域,骨折近端无核素浓聚,结合查体胫骨外露部位,考虑为死骨,拟行En-block切除。去除原外固定架,抗生素骨水泥填塞死腔,钢板内固定稳定缺损端。

一期手术

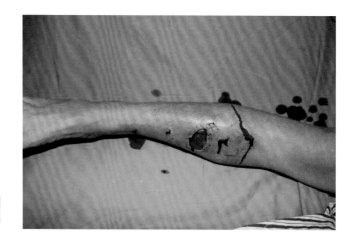

第1步 去除外固定架。

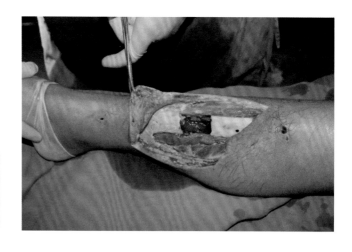

第2步 内侧原切口进入，梭形切除创口周围约0.5cm的皮肤，显露病灶部位，截除近端死骨。

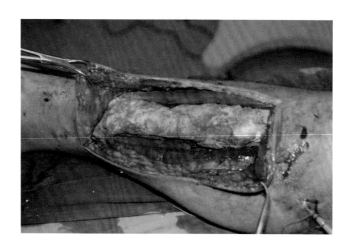

第3步 彻底清创后，钢板内固定，抗生素骨水泥填充缺损区病包裹内固定钢板。

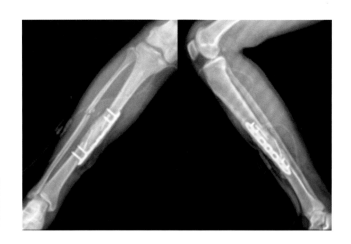

第4步 一期术后X线片示右胫骨力线良好,中段骨水泥填充,钢板内固定在位。

二期术前检查

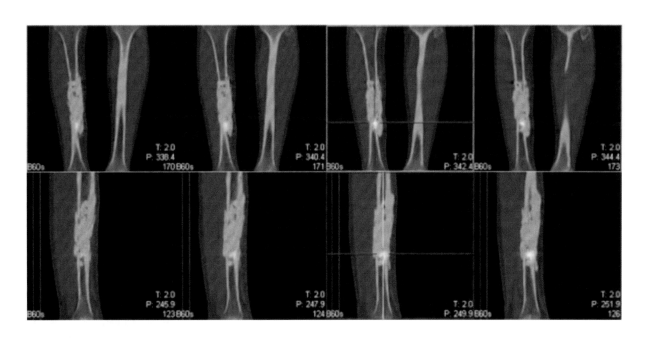

SPECT/CT融合像示右胫骨骨水泥充填区放射性分布稀缺,邻近骨端代谢明显活跃,考虑术后改变。

二期术前评估

一期术后8周,患者切口愈合可,中段痂壳覆盖,周围皮肤无红肿、压痛,皮温正常,红细胞沉降率(25mm/h)稍高、CPR正常。拟行二期重建。骨缺损位于胫骨中段,估算所需骨量约50ml,拟取自体髂后骨松质植骨,采用髓内钉加重建锁定钢板内固定。

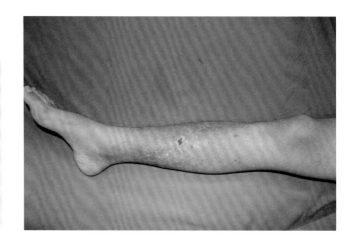

二期手术

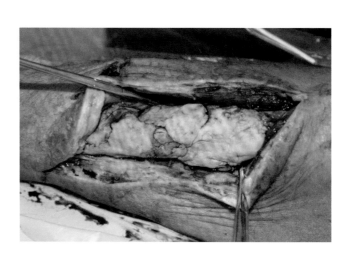

第1步 于右小腿原切口进入,显露骨水泥。

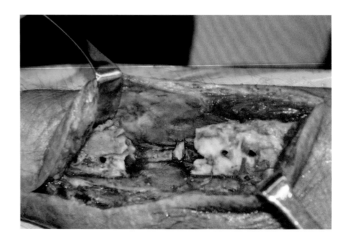

第2步 去除骨水泥,取出内固定钢板(多点取标本术中冷冻切片提示纤维组织增生、慢性炎,伴纤维蛋白渗出及灶性坏死),再次清创后碘伏、生理盐水冲洗。

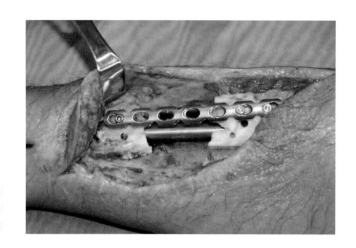

第3步 从胫骨近端打入髓内钉,骨缺损区加用重建锁定钢板增强局部稳定性。

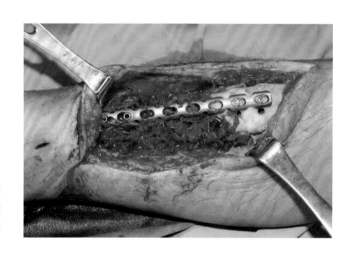

第4步 自体同侧髂后骨松质（40ml）加同种异体皮质骨屑（10ml）植骨。

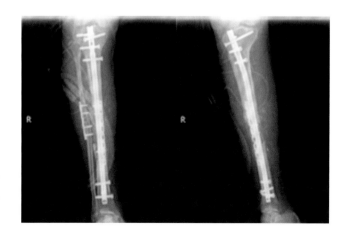

第5步 术后X线片示右胫骨力线良好,髓内钉固定,缺损区植骨充分。

术后随访

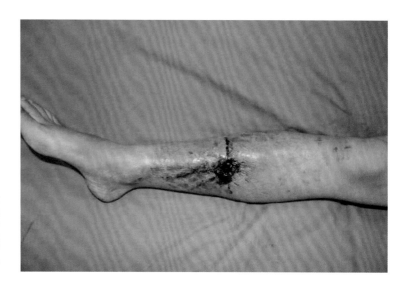

术后6个月,感染复发,右小腿中段内侧皮肤破溃,渗液,伴钢板外露。

一期翻修术前检查

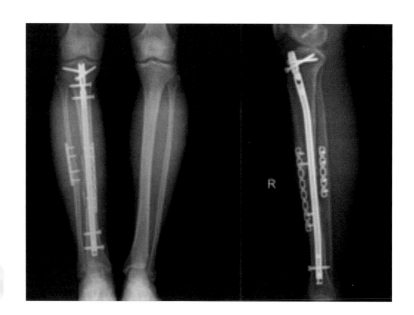

第1步　摄正侧位X线片。

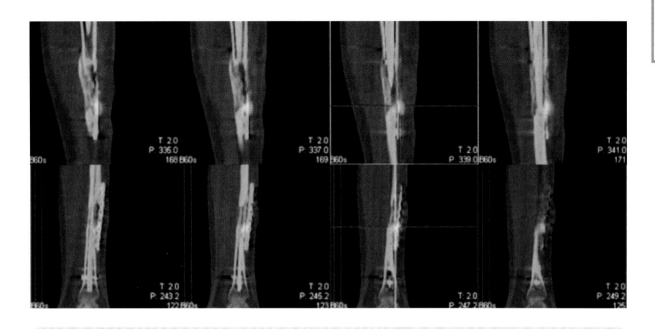

第2步 SPECT/CT 融合像示右胫骨术后改变,植入骨代谢较为活跃;邻近骨端代谢明显活跃,胫前软组织肿胀,结合病史考虑感染。

一期翻修手术

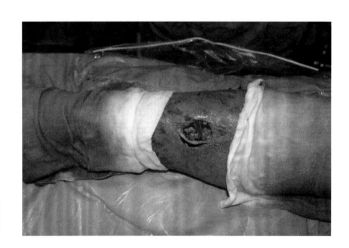

第1步 梭形切除窦道。

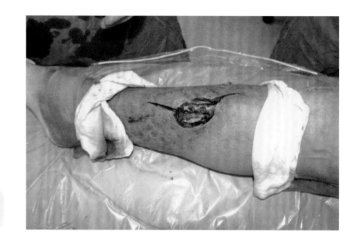

第2步 显露内固定钢板。

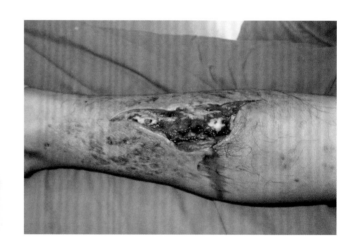

第3步 取出内固定钢板,刮除钢板下感染骨组织。

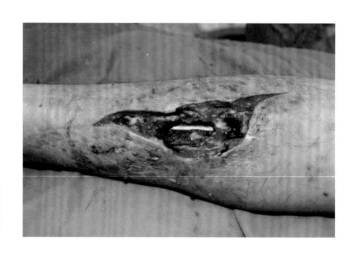

第4步 显露髓内钉,见外侧移植骨已愈合。

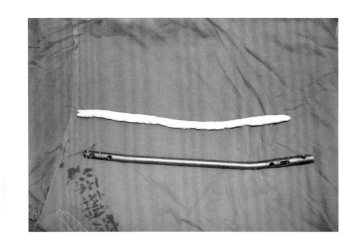

第5步 取出髓内钉,制作抗生素骨水
泥棒。

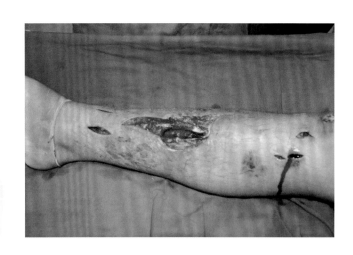

第6步 髓腔扩髓,钉道扩创,抗生素骨
水泥棒填塞髓腔。

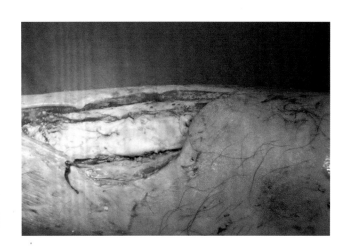

第7步 中段内侧骨缺损区抗生素骨水
泥填塞。

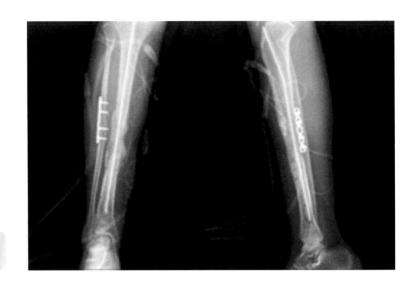

第8步　摄术后 X 线片。

二期翻修术前检查

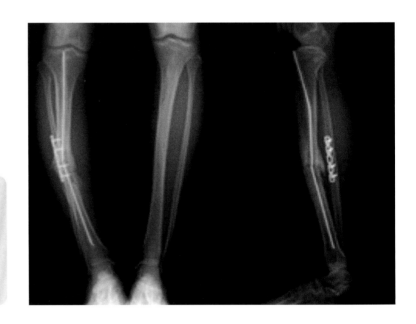

第1步　再次清创术后1年,内固定断裂。
X 线片示右胫腓骨术后表现,中段骨不连并内固定器断裂,髓腔密度增高,周围软组织稍肿胀。

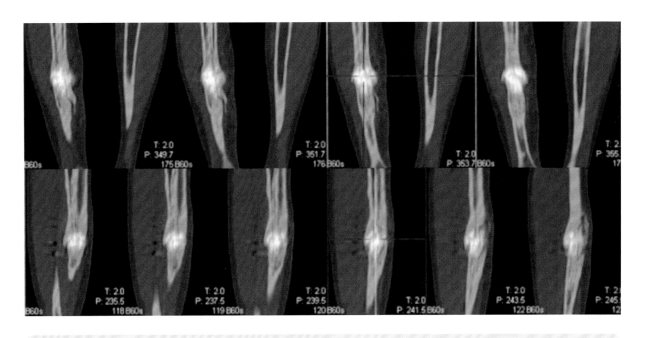

第2步　SPECT/CT融合像示右胫骨植入骨上段骨不连,断端代谢明显活跃,局部髓内钉折断。

二期翻修术前评估

一期翻修术后1年,患者切口愈合良好,周围皮肤无红肿,局部压痛明显,皮温正常,红细胞沉降率、CPR正常。拟行二期重建。骨缺损位于胫骨中段,估算所需骨量约15ml,拟取自体髂前骨松质植骨重建骨缺损,采用髓内钉加重建锁定钢板内固定。

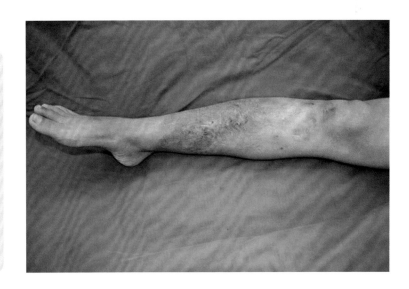

二期翻修手术

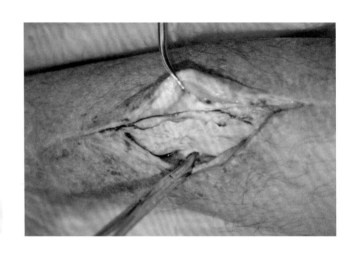

第1步 原切口进入。

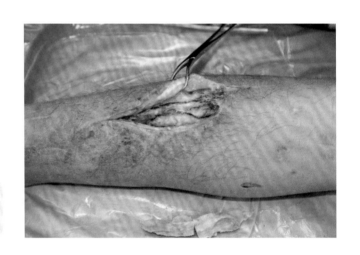

第2步 取出骨水泥,显露髓腔内骨水泥棒。

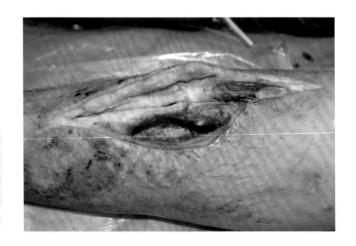

第3步 取出骨水泥棒,取髓腔内组织送术中冷冻切片提示纤维组织慢性炎伴坏死。再次彻底清创,碘伏、生理盐水冲洗。

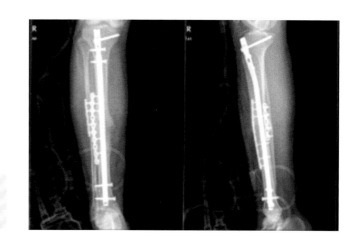

第4步 自体骨植骨,髓内钉加重建锁定钢板内固定。

二期翻修术后随访

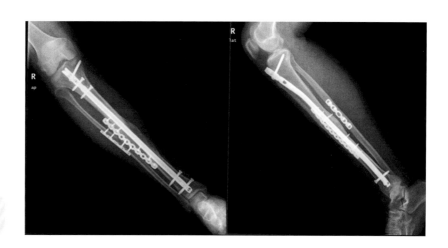

术后1.5年,骨愈合良好。

此例患者治疗经验分享

1. 术前通过病史明确患者类型,通过查体明确软组织覆盖情况,通过影像学检查精准定位病灶部位。

2. 术中彻底清创是控制骨感染的基础,该例患者术中整段切除骨折近端坏死骨组织,骨折远端骨显像提示高信号,未予充分重视,局部清创不彻底可能是导致感染复发的主要原因,二期重建术前骨显像亦提示骨水泥远端内侧骨皮质高信号表现。

3. 二期重建术前皮肤消毒应重视,此例患者一期术中细菌培养结果为生癌肠杆菌,一期翻修术中细菌培养结果为表皮葡萄球菌,为两种完全不同的细菌感染,追溯导致复发的细菌来源,表皮葡萄球菌为皮肤常驻细菌,可能隐藏于皮肤皱褶、表面痂壳中,二期手术消毒后未去除痂壳即暴露术区,可能是导致感染复发的另一个原因,因此建议二期手术消毒前去除术区所有痂壳,碘伏消毒后应使用过氧化氢溶液冲洗整个术区,避免细菌残留于痂壳下、腘窝等处的皮肤皱褶中,从而降低复发或再感染的风险。

4. 二期重建术前炎症指标必须降到正常方可行植骨重建术,术中冷冻切片若提示中性粒细胞数目在 5 个 /HP 以上,则改变手术方案,重新行一期清创术。

病例 16 股骨感染性骨缺损失败病例

病史

女,32岁,20年前右大腿远端内侧破溃,自行愈合后开始出现右大腿疼痛,未正规治疗,反复发作,加重伴右大腿肿胀、右膝关节活动受限15天入院。

查体

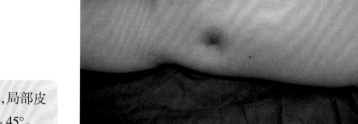

右大腿肿胀,远端内侧见窦道瘢痕,局部皮温高,压痛明显,右膝关节屈伸0°~45°。

一期术前检查

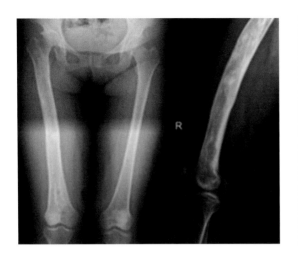

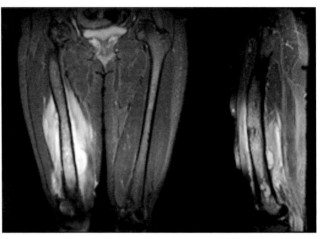

第1步 X线片示右股骨及左腓骨下段上述改变,骨髓炎可能,建议进一步检查。右股骨头形态失常,建议结合临床及其他检查。

第2步 MRI 见右股骨下段异常信号,考虑骨髓炎并周围软组织脓肿或窦道形成可能。

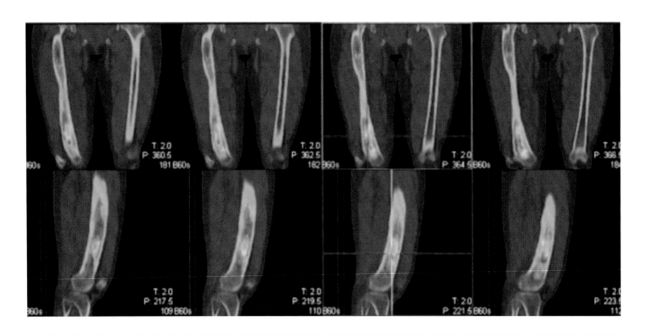

第3步 SPECT/CT 融合像示右股骨下段代谢活跃伴相应骨质异常,结合病史考虑慢性骨髓炎。

一期术前评估

患者诊断明确,属于 Cierny-Mader B 类Ⅳ型,全身状况可,能够耐受手术。局部皮肤伸展度良好,无新发窦道,可一期闭合切口。SPECT/CT 融合像显示病灶范围定位于右股骨下段,结合患者 20 余年病史,期间反复发作,拟行感染骨段 En-block 切除,抗生素骨水泥填塞骨缺损区,钢板内固定稳定缺损端。

一期手术

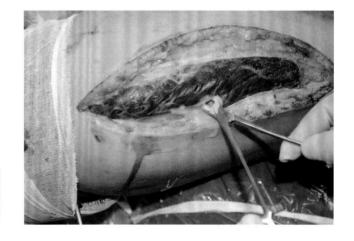

第1步 取右大腿中下段外侧切口,从股外侧肌进入,见脓液流出。

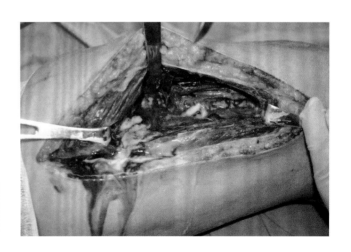

第2步 钝性分离股外侧肌,显露病灶部位。

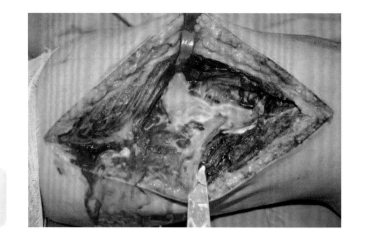

第3步 尖骨撬探及内侧脓腔,大量脓液涌出。

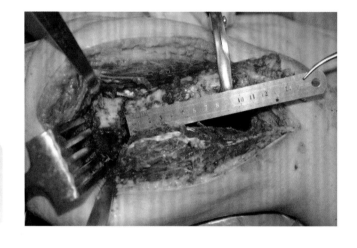

第4步 彻底清除周围脓液及炎性坏死组织,完全显露病灶区域,C臂定位截骨范围,行感染骨整段切除。

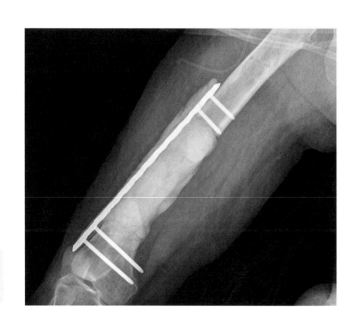

第5步 彻底清创后,钢板内固定,抗生素骨水泥填充缺损区。

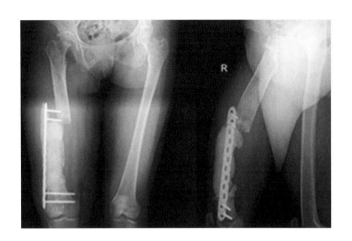

第6步 术后6周,突感右大腿疼痛,活动受限,X线片示右股骨慢性骨髓炎术后改变,右股骨形态不规则,骨皮质增厚,髓腔密度不均匀,可见斑片状高、低密度混杂影,中段骨质不连续,断端错位、成角。

二期术前检查

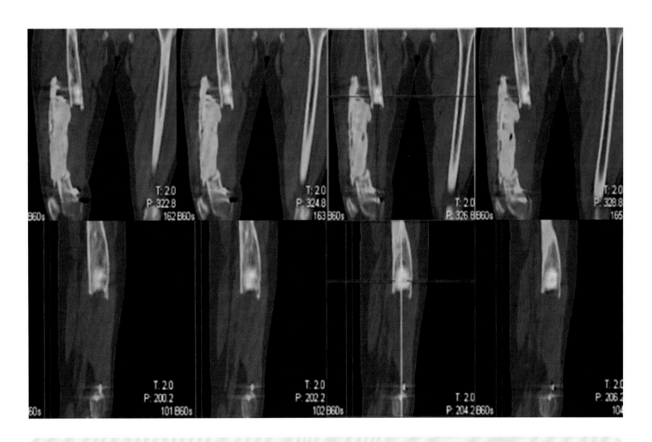

SPECT/CT 融合像示右股骨术后改变,中段骨水泥填充区放射性分布缺损,近侧骨端血供丰富,代谢异常活跃,伴局部错位,固定针脱出,考虑:①感染?②创伤后改变?远侧骨端血供正常,代谢明显活跃,考虑术后改变。

二期术前评估

一期术后6周,患者切口愈合良好,周围皮肤无红肿,压痛明显,皮温正常。右大腿成角畸形,SPECT/CT 融合像表现结合病史不考虑感染复发,拟行二期重建。骨缺损位于右股骨中下段,估算所需骨量约160ml,拟行自体骨加同种异体骨植骨重建骨缺损,取双侧髂后骨松质约100ml,备同种异体骨60ml。采用 LISS 钢板内固定。

二期手术

第1步 原切口进入,去除骨水泥及内固定钢板,术中冷冻切片提示纤维肉芽组织增生伴慢性炎。再次清创后,碘伏、生理盐水反复冲洗,恢复右股骨力线及长度后 LISS 钢板内固定,将自体骨松质(100ml)与同种异体骨60ml 充分混合后植入骨缺损区。

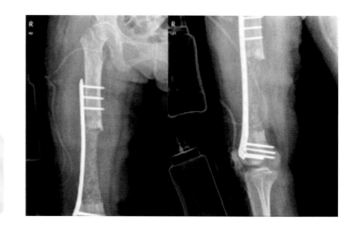

第2步 术后 X 线片示右股骨力线良好,钢板螺钉内固定在位,缺损区植骨不充分。

术后随访

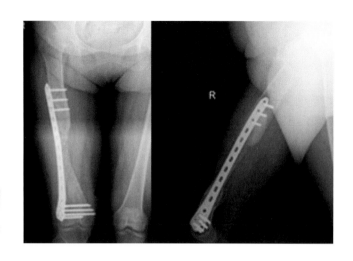

术后 1 年 X 线片示植入骨愈合可,缺损区近端内侧后侧植骨不充分,直径变细。

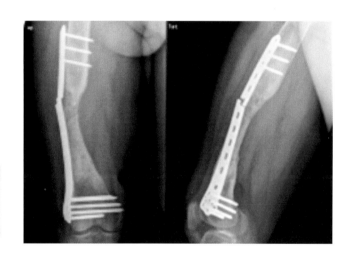

术后 14 个月扶单拐行走时突感右下肢内固定异响并断裂,伴右下肢活动受限。X线片示右股骨中段骨折并内固定钢板断裂。

一期翻修术前评估

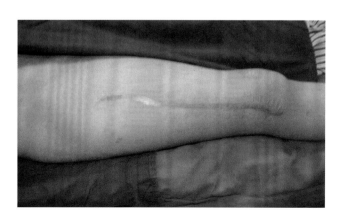

植骨术后 14 个月,考虑植骨不充分导致右股骨中段骨折并内固定钢板断裂,拟行手术治疗。清理骨折端,抗生素骨水泥填充,更换 LISS 钢板内固定。

一期翻修手术

第1步 取出断裂内固定钢板,骨折复位后重新内固定,见股骨中下段内侧骨皮质明显内陷,直径变细。术中冷冻切片提示纤维组织增生、慢性炎症。

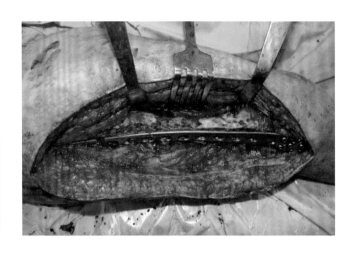

第2步 调配抗生素骨水泥(庆大霉素骨水泥 80g 加 10g 万古霉素),待拔丝后填充于内侧、后侧缺损处并包裹钢板表面。

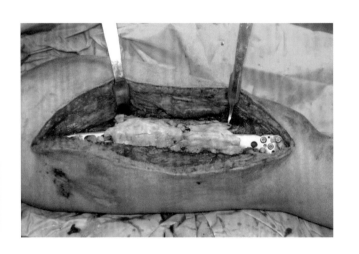

第3步 术后 X 线片示右股骨力线良好,钢板螺钉在位,骨水泥填充饱满。

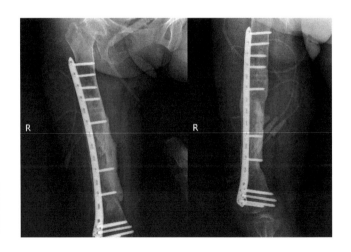

二期翻修术前检查

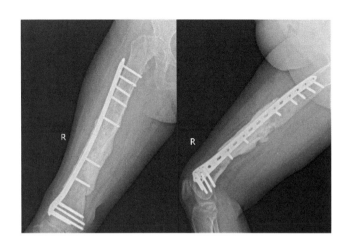

第1步 术前 X 线片检查。

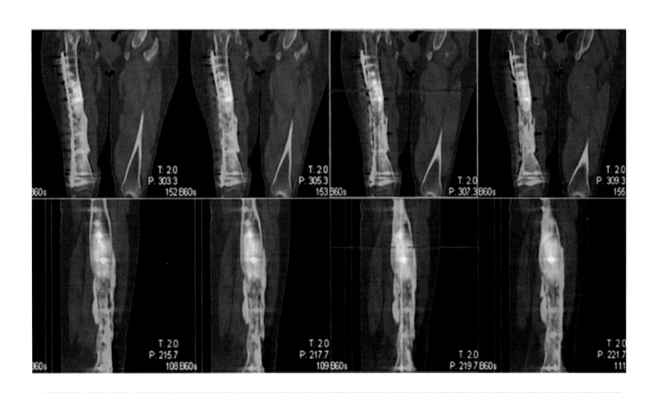

第2步 SPECT/CT 融合像示右股骨重建术后，植入骨两端成骨代谢明显活跃，植入骨中段未见明显代谢；邻近股骨两端固定螺钉区域代谢明显活跃，考虑术后改变。

二期翻修术前评估

术后 12 周,患者切口愈合良好,周围皮肤无红肿、压痛,皮温正常。拟行二期重建。骨缺损位于右股骨中下段,估算所需骨量约 100ml,取同侧髂前骨松质约 15ml,备组织工程骨 90ml。加用重建锁定钢板加强局部稳定性。

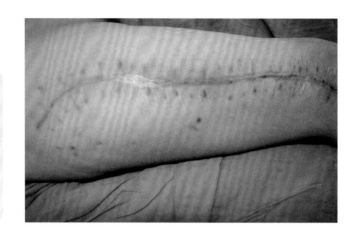

二期翻修手术

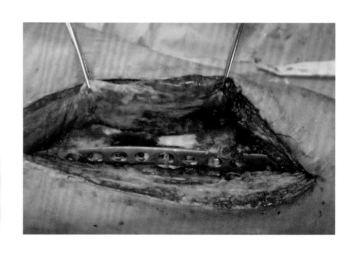

第 1 步 原切口进入,去除骨水泥,冲洗后见股骨中下段直径小,内侧缺损,外侧骨不连,中间可见纤维连接。

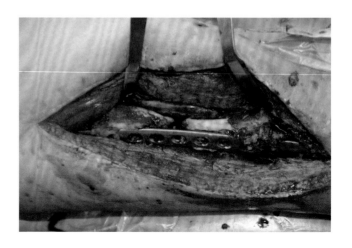

第 2 步 多点取标本送术中冷冻切片提示纤维组织增生伴玻璃样变及局灶钙化。断端清理后碘伏、生理盐水冲洗。

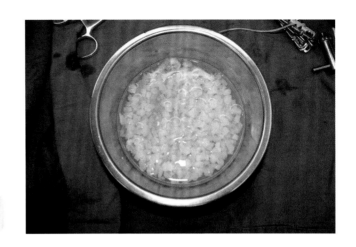

第3步 备组织工程骨 90ml。

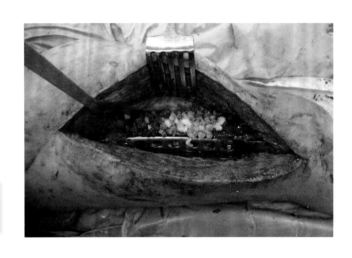

第4步 将自体髂前骨松质 15ml 与组织工程骨 90ml 充分混合后植入骨缺损区。

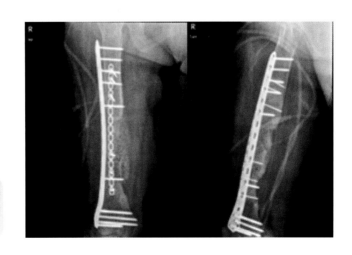

第5步 术后 X 线片示右股骨力线良好,钢板内固定在位,缺损区植骨充分。

二期翻修术后随访

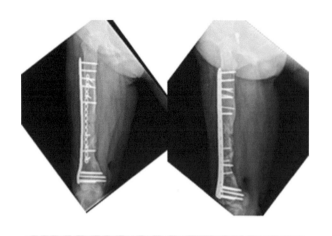

术后1年X线片示植入骨成骨不全。

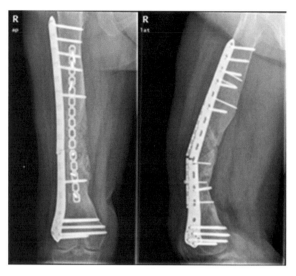

术后31个月,患者拄单拐活动时自觉右大腿内固定异响并断裂,伴右下肢活动受限。X线片示右股骨术后表现,内固定器断裂,下段骨折。

再次翻修术前检查

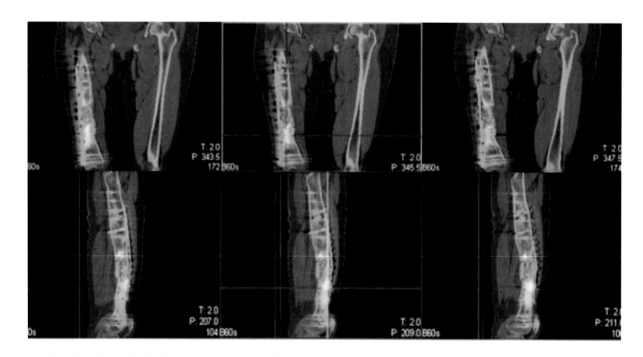

SPECT/CT融合像示右股骨重建术后,植入钢板下段断裂,邻近植入骨代谢异常减低,密度欠均匀,考虑骨坏死可能;余植入骨及固定针道区域代谢活跃,未见确切感染征象。

再次翻修术前评估

结合骨显像提示钢板断裂处邻近植入骨代谢异常减低,密度欠均匀,考虑骨坏死可能,拟切除该段死骨。患者双侧髂后,同侧髂前均已取骨,对侧髂前骨量无法满足需求,拟行截骨骨搬移重建缺损。

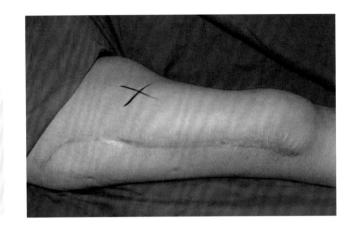

再次翻修手术

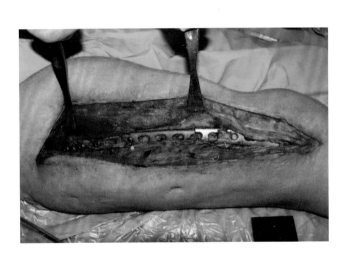

第1步 原切口进入,显露外侧断裂的钢板。

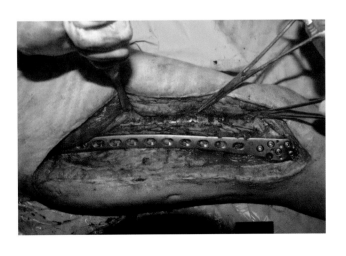

第2步 取出外侧断裂的 LISS 钢板,冲洗后更换 LISS 钢板内固定,显露前侧断裂的重建锁定钢板。

第3步　取出重建锁定钢板,见钢板下植入骨成骨不全,颗粒状组织工程骨堆积。术中冷冻切片提示慢性炎伴纤维组织增生及死骨形成。

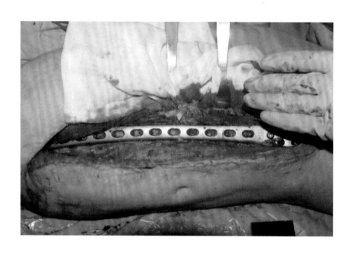

第4步　去除游离的植入碎骨,彻底冲洗后定位截骨范围。

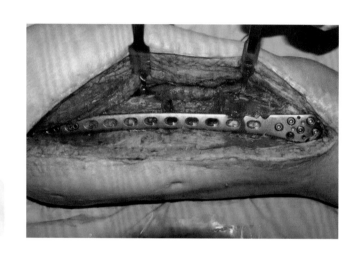

第5步　截除中段长约6cm的死骨。

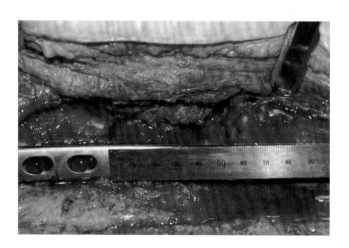

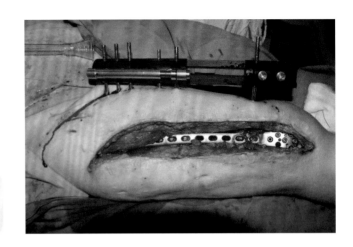

第6步 安装单边外固定架,股骨中段
截骨。

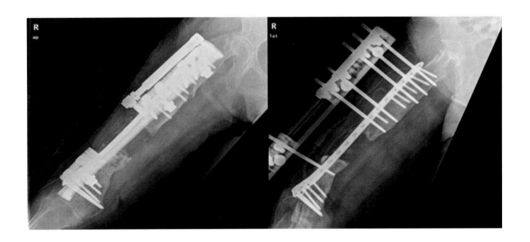

第7步 术后复查正侧位X线片。

再次翻修术后随访

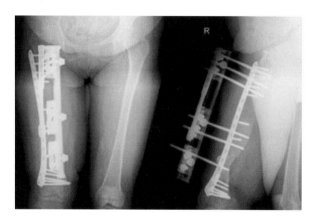

术后 2 个月余搬移到位,断端对接。

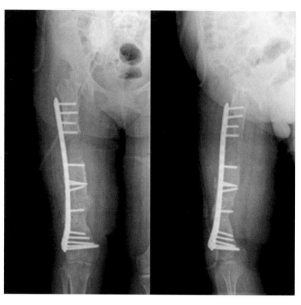

去除外固定架,docking site 部位植骨(对侧髂前骨松质),搬移段加用螺钉固定于 LISS 钢板。

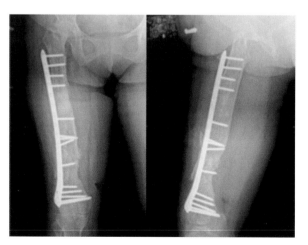

术后 1 年,docking site 部位已骨性愈合,搬移新生骨矿化良好。

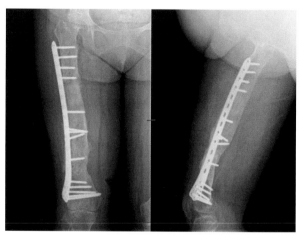

术后 1.5 年 X 线片随访。

此例患者治疗经验分享

1. 感染控制后骨缺损的重建方式目前主要有两种：膜诱导技术植骨重建骨缺损；骨搬运技术牵拉成骨重建骨缺损，短节段及腔隙性骨缺损，局部软组织条件好可采用膜诱导技术，长节段骨缺损及局部软组织条件较差可采用骨搬运技术。

2. 采用膜诱导技术一期骨水泥需充分填塞骨缺损区，为二期植入骨提供足够的空间；采用钢板内固定，虽是提供暂时的稳定性，满足功能锻炼需求，但亦需按照骨折内固定的原则，钢板长度合适，近远端至少3颗锁定螺钉。

3. 膜诱导技术二期植骨必须充分，植入骨中自体骨和同种异体骨的比例须按照文献报道控制异体骨用量（25%~40%），如采用干细胞富集技术，组织工程技术，可适当提高异体骨用量，防止术后成骨不全、再骨折等并发症发生。

4. 二期重建不能拘泥于某一种重建方式，自体骨来源有限的长节段骨缺损，可采用骨搬移技术重建。

图书在版编目（CIP）数据

感染性骨缺损外科治疗规范及病例精粹 / 谢肇, 罗飞主编 . —北京：人民卫生出版社，2022.6

ISBN 978-7-117-33121-0

Ⅰ. ①感⋯ Ⅱ. ①谢⋯ ②罗⋯ Ⅲ. ①骨损伤–感染–外科手术②骨损伤–感染–病案 Ⅳ. ①R683

中国版本图书馆 CIP 数据核字（2022）第 084943 号

人卫智网	www.ipmph.com	医学教育、学术、考试、健康，购书智慧智能综合服务平台
人卫官网	www.pmph.com	人卫官方资讯发布平台

感染性骨缺损外科治疗规范及病例精粹

Ganranxing Guquesun Waike Zhiliao Guifan ji Bingli Jingcui

主　　编：谢 肇 罗 飞
出版发行：人民卫生出版社（中继线 010-59780011）
地　　址：北京市朝阳区潘家园南里 19 号
邮　　编：100021
E - mail：pmph @ pmph.com
购书热线：010-59787592　010-59787584　010-65264830
印　　刷：北京盛通印刷股份有限公司
经　　销：新华书店
开　　本：889×1194　1/16　印张：12
字　　数：338 千字
版　　次：2022 年 6 月第 1 版
印　　次：2022 年 6 月第 1 次印刷
标准书号：ISBN 978-7-117-33121-0
定　　价：228.00 元

打击盗版举报电话：010-59787491　E-mail：WQ @ pmph.com
质量问题联系电话：010-59787234　E-mail：zhiliang @ pmph.com
数字融合服务电话：4001118166　E-mail：zengzhi @ pmph.com

工作型PPT
品控手册

QUALITY CONTROL GUIDE

助 您 打 造 完 美 幻 灯 片

准 备 / 排 版 / 配 色 / 文 字 / 图 表 / 素 材 / 演 示

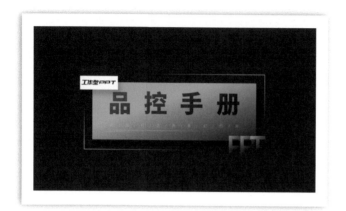

关注微信公众号【老秦】（ID：laoqinppt）

回复关键词"品控手册"

获取本手册电子版

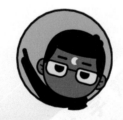

源于PPT 不止PPT

FROM PPT, MORE THAN PPT